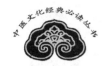

中医文化经典必读丛书

U0232471

神农本草经

SHENNONGBENCAOJING

（清）孙星衍 孙冯翼◎辑

山西出版传媒集团

山西科学技术出版社

图书在版编目（CIP）数据

神农本草经 / 孙星衍，孙冯翼辑 . —太原：
山西科学技术出版社，2017.5（2018.4 重印）
ISBN 978－7－5377－5515－3

Ⅰ. ①神… Ⅱ. ①孙… ②孙… Ⅲ. ①《神农本草经》Ⅳ. ①R281.2

中国版本图书馆 CIP 数据核字（2017）第 038558 号

校注者：李佳佳 李伟 杨斌 李爱莲 梁宝祥 石光 王雅琴

神农本草经

出 版 人	赵建伟	网址	www.sxkxjscbs.com
辑　者	（清）孙星衍 孙冯翼	微信	sxkjcbs
责任编辑	王　璇	开本	787mm×1092mm 1/96
责任发行	阎文凯	印张	4.125
封面设计	杨宇光	字数	105 千字
出版发行	山西科学技术出版社	版次	2017 年 5 月第 1 版
编辑部电话	0351－4922135	印次	2018 年 4 月第 2 次印刷
发 行 电 话	0351－4922121	书号	ISBN 978－7－5377－5515－3
经　销	各地新华书店	定价	12.00 元
印　刷	运城日报印刷厂		

本社常年法律顾问：王葆柯
如发现印、装质量问题，影响阅读，请与发行部联系调换。

《神农本草经》序

　　《记》曰：医不三世，不服其药。郑康成曰：慎物齐也。孔冲远引旧说云：三世者，一曰《黄帝针灸》，二曰《神农本草》，三曰《素女脉诀》。康成《周礼注》亦曰：五药，草、木、虫、石、谷也。其治合之齐，则存乎神农子仪之术，是《礼记注》所谓慎物齐者，犹言治合之齐，指本草诸书而言也。冲远既引旧说，复疑其非郑义过矣。《汉书》引本草方术而《艺文志》阙载，贾公彦引《中经簿》，有《子仪本草经》一卷，不言出于神农。至隋《经籍志》，始载《神农本草经》三卷，与今分上、中、下三品者相合，当属汉以来旧本。《隋志》又载雷公《本草集注》四卷，《蔡邕本草》七卷，今俱不传。自《别录》以后，累有损益升降，随时条记，或传合本文，不相别白。据陆元朗《经典释文》所引，则经文与《名医》所附益者，合并为一，其来旧矣。孙君伯渊偕其从子因《大观本草》黑白字书，厘正《神农本经》三卷，又据《太平御览》引经云，生山谷、生川泽者，定为本文，其有预章、朱崖、常山、奉高，郡县名者，定为后人羼入。释《本草》者，以吴普本为最古。散见于诸书征引者，缀集之以补《大观本》所未备，疏通古义，系以考证，非澹雅之才，沉郁之思，未易为此也。古者协阴阳之和，宣赢缩之节，凡夫含声负气，以及倒生旁达，蠉飞蠕动之伦，胥尽其性，遇物能名，以达于利用，生生之具，儒者宜致思焉。《淮南王书》曰：地黄主属骨，而甘草主生肉之药也。又曰：大戟去水，葶苈愈张，用之不节，乃反为病。《论衡》曰：治风用风，治热用热，治边用蜜丹；《潜夫论》曰：治疾当真人参，反得支罗服，当得麦门冬，反蒸横麦，已而不识真，合而服之，病以浸剧，斯皆神农之绪言，唯其赡涉者博，故引类比方，悉符药论。后儒或忽为方技家言，渔猎所及，又是末师而非往古，甚至经典所载鸟兽草木，亦辗转而昧其名，不已慎乎！《后汉书·华佗传》，吴普从佗学，依准佗疗，多所全济。佗以五禽之戏别传；又载魏明帝使普为禽戏，普以其法语诸医，疑其方术相传，别有奇文异数。

今观普所释《本草》，则神农、黄帝、岐伯、雷公、桐君、医和、扁鹊，以及后代名医之说，靡不赅载，则其多所全济。由于稽考之勤，比验之密，而非必别有其奇文异数，信乎！非读三世书者，不可服其药也。世俗所传黄帝、神农、扁鹊之书，多为后人窜易，余愿得夫阅览博物者为之是正也。因孙君伯仲校定《本草》，而发其端，至其书考证精审，则读者宜自得之。

余姚邵晋涵序

《神农本草经》张序

儒者不必以医名。而知医之理，则莫过于儒者。春秋时，和与缓，神于医者也。其通《周易》，辨皿虫之义，医也，而实儒也。世之言医者，必首推神农，然使神农非与太乙游，则其传不正，非作赭鞭钩𫐓。巡五岳四渎，则其识不广，非以土地所生万千类，验其能治与否，则其业不神，传不正，识不广。业不神，难曰取玉石草木禽兽虫鱼米谷之属，历试之，亲尝之，亦仅与商贾市贩等耳，于医乎何欤？吾故曰："神农，千古之大儒也。"考《崇文总目》，载《食品》一卷，《五脏论》一卷，皆系之神农。其本久不传，传之者，《神农本草经》耳，而亦无专本。唐审元袁辑之，《书录解题》谓之《大观本草》，《读书志》谓之《证类本草》。阙后缪希雍有《疏》，卢之颐有《乘雅半偈》，皆以《本经》为之主。然或参以臆说，或益以衍断，解愈纷，义愈晦，未有考核精审。卓然有所发明者，则证古难，证古而折衷于至是，为尤难。孙渊如观察，偕其从子凤卿，辑《神农本草经》三卷，于《吴普》《名医》外，益以《说文》《尔雅》《广雅》《淮南子》《抱朴子》诸书，不列古方，不论脉证，而古圣殷殷治世之意，灿然如列眉。孔子曰，多识于鸟、兽、草、木之名，又曰致知在格物，则是书也。非徒医家之书，而实儒家之书也，其远胜于希雍之颐诸人也固宜。或以《本草》之名始见《汉书·平帝纪》《楼护传》，几有疑于《本草经》者。然神农始尝百草，始有医药，见于《三皇纪》矣；因三百六十五种注释为七卷，见于陶隐居《别录》矣；增一百十四种，广为二十卷，《唐本草》宗之；增一百三十三种，孟昶复加厘定；《蜀本草》又宗之。至郡县，本属后人所附益。《经》但云生山谷生川泽耳。《洪范》以康宁为福，《雅颂》称寿考万年，又何疑于久服轻身延年，为后世方士之说哉，大抵儒者之嗜学如医然。渊源，其脉也；复审，其胗视也；辨邪正，定是非，则温寒平热之介也。观察方闻缀学，以鸿儒名，海内求其著述者，如金膏水碧之珍，凤卿好博闻，研丹吮墨，日以儒为事，则上溯之羲皇以前，数千年如一日，非嗜之专且久而能然耶！故吾独怪是编中，无所谓治书癖者，安得起神农而一问之。

嘉庆四年，太岁在己未，冬十月望日，
宣城张炯撰于瞻园之灌术庄

校订《神农本草经》序

《神农本草经》三卷，所传白字书，见《大观本草》。

按《嘉祐补注》序云：所谓《神农本经》者，以朱字；《名医》因《神农》旧条，而有增补者，以墨字间于朱字。《开宝重定》序云："旧经三卷，世所流传，《名医别录》，互为编纂，至梁贞白先生陶弘景，乃以《别录》参其《本经》，朱墨杂书，时谓明白。"据此则宋所传黑白字书，实陶弘景手书之本。自梁以前，神农、黄帝、岐伯、雷公、扁鹊各有成书，魏吴普见之，故其说药性主治，各家殊异，后人纂为一书，然犹有旁注，或朱墨字之别，《本经》之文以是不乱。旧说本草之名，仅见《汉书·平帝纪》及《楼护传》。

【予按】《艺文志》有《神农黄帝食药》七卷，今本讹为《食禁》，贾公彦《周礼医师疏》引其文，正作《食药》，宋人不考，遂疑《本草》非《七略》中书。贾公彦引《中经簿》，又有《子仪本草经》一卷，疑亦此也。梁《七录》有《神农本草》三卷，其卷数不同者，古今分合之异。神农之世，书契未作，说者以此疑《经》，如皇甫谧言，则知四卷成于黄帝。陶弘景云："轩辕以前，文字未传，药性所主，尝以识识相因，至于桐、雷乃著在于编简，此书当于《素问》同类。"其言良是。且《艺文志》

农、兵、五行、杂占、经方、神仙诸家，俱有神农书，大抵述作有本，其传非妄。是以《博物志》云："太古书今见存，有《神农经》《春秋传注》。贾逵以《三坟》为三皇之书，神农预其列。"《史记》言："秦始皇不去医药卜筮之书，则此《经》幸与《周易》并存。"颜之推《家训》乃云："《本草》神农所述。而有豫章、朱崖、赵国、常山、奉高、真定、临淄、冯翊等郡县名，出诸药物，皆由后人所羼，非本文。"陶弘景亦云："所出郡县，乃后汉时制，疑仲景、元化等所记。"

【按】薛综注《张衡赋》引《本草经》："太一禹余粮，一名石脑，生山谷。"是古本无郡县名；《太平御览》引《经》上云："生山谷或川泽。"下云："生某山某郡。"明"生山谷"，《本经》文也。其下郡县，《名医》所益。今《大观》本，俱作黑字，或合其文，云"某山川谷"，"某郡川泽"，恐传写之误，古本不若此。仲景、元化后，有吴普、李当之，皆修此《经》。当之书，世少行用。《魏志·华佗传》言"普从佗学"，隋《经籍志》称《吴普本草》，梁有六卷。《嘉祐本草》云："普修《神农本草》，成四百四十一种，唐《经籍志》尚存六卷，今广内不复存，唯诸书多见引据。其说药性，寒温五味最为详悉。"是普书宋时已佚，今其文唯见掌禹锡所引《艺文类聚》《初学记》《后汉书注》《事类赋》诸书。《太平御览》引据尤多，足补《大观》所缺，重是《别录》前书，因采其文附于《本经》，亦略备矣。其普所称，有神农说者，即是《本经》《大观》或误作黑字，亦据增其药物，或数浮于三百六十五种，由后人以意分合，难以定之。其药名，有禹余粮、王不留行、徐长卿、鬼督邮之属，不类太古时文。

【按】字书以禹为虫，不必夏禹，其余名号，或系后人所增，或声音传述，改古旧称之致。又《经》有云："宜酒渍者。"或以酒非神农时物，然《本草衍义》已据《素问》首言："以妄为常，以酒为浆。"谓"酒自黄帝始"。

【又按】《文选注》引《博物志》亦云："杜康作酒。"王著《与杜康绝交书》曰："康，字仲宁，或云黄帝时人。"则俱不得疑经矣。孔子云："述而不作，信而好古。"又云："多识于鸟、兽、草、木之名。"今儒家拘泥耳目，未能及远，不睹医经本草之书，方家循守俗书，不察古本药性异同之说。又见明李时珍作《本草纲目》，其名已愚，仅取《大观本》，割裂旧文，妄加增驳，迷误后学。予与家凤卿集成是书，庶以辅冀完经，启蒙方伎，略以所知，加之考证。《本经》云："上药本上经，中药本中经，下药本下经。"是古以玉石草木等，上、中、下品分卷。而序录别为一卷。陶序朱书云："《本草经》卷上注云：'序药性之源本，论病名之形论。'卷中云：'玉、石、草木三品。'卷下云：'虫、兽、果、菜、米合三品。'此名医所改，今依古为次。"又《帝王世纪》，及陶序称四卷者，掌禹锡云：

"按：旧本亦作四卷。"韩保升又云："《神农本草》上、中、下并序录，合四卷。若此，则三四之异，以有序录。则《抱朴子》《养生要略》《太平御览》所引《神农经》，或云问于太乙子，或引太乙子云云，皆《经》所无。或亦在序录中，后人节去之耳，至其经文或以痒为养、创为疮、淡为痰、注为蛀、沙为砂、兔为菟之类，皆由传写之误。据古订正，勿嫌惊俗也，其辨析物类，引据诸书，本之《毛诗》《尔雅》《说文》《方言》《广雅》诸子杂家，则凤卿增补之力俱多云。

阳湖孙星衍撰

目 录

卷一　上经

上药一百二十种，为君，主养命以应天，无毒。多服、久服不伤人。欲轻身益气，不老延年者，本上经。

丹砂、云母、玉泉、石钟乳、涅石、硝石、朴硝、滑石、石胆、空青、曾青、禹余粮、太一余粮、白石英、紫石英、五色石脂、白青、扁青（上玉石，上品一十八种，旧同）。

菖蒲、菊花、人参、天门冬、甘草、干地黄、术、菟丝子、牛膝、茺蔚子、女菀、防葵、柴胡、麦门冬、独活、车前子、木香、薯蓣、薏苡仁、泽泻、远志、龙胆、细辛、石斛、巴戟天、白英、白蒿、赤箭、奄闾子、析蓂子、蓍实，赤、黑、青、白、黄、紫芝、卷柏、蓝实、芎䓖、蘼芜、黄连、络石、蒺藜子、黄耆、肉苁蓉、防风、蒲黄、香蒲、续断、漏芦、营实、天名精、决明子、丹参、茜根、飞廉、五味子、旋花、兰草、蛇床子、地肤子、景天、茵陈、杜若、沙参、白兔藿、徐长卿、石龙刍、薇衔、云实、王不留行、升麻、青蘘、姑活、别羁、屈草、淮木（上草上品七十三种，旧七十二种）。

牡桂、菌桂、松脂、槐实、枸杞、柏实、茯苓、榆皮、酸枣、檗木、干漆、五加皮、蔓荆实、辛夷、桑上寄生、杜仲、女贞、木兰、蕤核、橘柚（上木上品二十种，旧一十九种）。发髲（上人一种，旧同）。龙骨、麝香、牛黄、熊脂、白胶、阿胶（上兽上品六种，旧同）。丹雄鸡、雁肪（上禽上品二种，旧同）。石蜜、蜂子、蜜蜡、牡蛎、龟甲、桑螵蛸、海蛤、文蛤、蠡鱼、鲤鱼胆（上虫鱼上品一十种，旧同）。藕实茎、大枣、葡萄、蓬蘽、鸡头实（上果，上品五种，旧六种）。胡麻、麻蕡（上米谷上品二种，旧三种）。冬葵子、苋实、瓜蒂、瓜子、苦菜（上菜上品五种，旧同）。

丹砂

味甘、微寒。主身体五脏百病，养精神，安魂魄，益气，明目，杀精魅邪恶鬼。久服通神明不老。能化为汞，生山谷（《太平御览》引：多有生山谷三字。《大观本》作生符陵山谷，俱作黑字，考：生山谷是经文，后人加郡县耳，宜改为白字，而以郡县为黑字，下皆仿此）。

《吴普本草》曰：丹砂，神农：甘；黄帝：苦，有毒；扁鹊：苦；李氏：大寒。或生武陵，采无时，能化朱成水银，畏磁石，恶咸水（《太平御览》）。

《名医》曰：作末，名真朱。光色如云母，可折者，良。生符陵山谷。采无时。

【按】《说文》云：丹，巴越之赤石也。象采丹井、象丹形，古文作日，亦作彤、沙，水散石也。澒，丹砂所化为水银也。《管子·地数篇》云：山上有丹砂者，其下有金。《淮南子·地形训》云：赤矢，七百岁，生赤丹；赤丹，七百岁，生赤澒。高诱云：赤丹，丹砂也。《山海经》云：丹粟，粟、沙，音之缓急也。沙，旧作砂，非。汞，即澒省文。《列仙传》云：赤斧，能作水澒，炼丹，与硝石服之。

【按】金石之药，古人云久服轻身、延年者，谓当避谷，绝人道，或服数十年，乃效耳。今人和肉食服之，遂多相反，转以成疾，不可疑古书之虚诬。

云母

味甘，平。主身皮死肌，中风寒热，如在车船上。除邪气，安五脏，益子精，明目。久服轻身、延年。一名云珠，一名云华，一名云英，一名云液，一名云砂，一名磷石。生山谷。

《名医》曰：生太山、齐卢山及琅邪、北定山石间。二月采（此录《名医》说者，即是仲景、元化及普所说，但后人合之，无从别耳，亦以补普书不备也）。

【按】《列仙传》云：方回，炼食云母。《抱朴子·仙药篇》云：云母有五种，五色并具，而多青者，名云英，宜以春服之；五色并具，而多赤者，名云珠，宜以夏服之；五色并具，而多白者，名云液，宜以秋服之；五色并具，而多黑者，名云母，宜以冬服之；但有青黄二色者，名云砂，宜以季夏服之；皛皛纯白，名磷石，可以四时长服之也。李善《文选注》引《异物志》：云母，一名云精，人地万岁不朽。《说文》无磷字。《玉篇》云：磷，薄也，云母之别名。

玉泉

一名玉札，味甘，平。主五脏百病，柔筋强骨，安魂魄，长肌肉，益气。久服耐寒暑（《御览》引耐字多作能，古通），不饥渴，不老神仙。人临死服五斤，死三年，色不变。一名玉朼（《御览》引作玉浓。《初学记》引云：玉桃，服之长生不死。《御览》又引云：玉桃，服之长生不死。若不得早服之，临死日服之，其尸毕天地不朽，则朼疑当作桃）。生山谷。

《吴普》曰：玉泉，一名玉屑。神农、岐伯、雷公：甘；李氏：平。畏冬华，恶青竹（《御览》）。白玉朼如白头公（同上。《事类赋》引云：白玉，体如白首翁）。

【按】《周礼》：玉府、王斋，则供食玉。郑云：玉是阳精之纯者，食之以御水气。郑司农云：王斋，当食玉屑。《抱朴子·仙药篇》云：玉，可以乌米酒及地榆酒化之为水，亦可以葱浆消之为粭，亦可饵以为丸，亦可烧以为粉。服之，一年以上，入水不沾，入火不灼，刃之不伤，百毒不犯也。不可用已成之器，伤人无益，当得璞玉，乃可用也。得于阗国白玉，尤善。其次有南阳徐善亭部界界中玉，及曰南卢容水中玉，亦佳。

🌿 石钟乳

味甘，温。主咳逆上气，明目益精，安五脏，通百节，利九窍，下乳汁（《御览》引云：一名留公乳，《大观本》作一名公乳，黑字）。生山谷。

《吴普》曰：钟乳，一名虚中。神农：辛；桐君、黄帝、医和：甘；扁鹊：甘，无毒（《御览》引云：李氏，大寒）。生山谷（《御览》引云：太山山谷），阴处岸下，溜汁成（《御览》引作溜汁所成聚），如乳汁，黄白色，空中相通。二月、三月采，阴干（凡

《吴普本草》、掌禹锡所引者，不复注，唯注其出《御览》诸书者）。

《名医》曰：一名公乳，一名芦石，一名夏石。生少室及太山。采无时。

【按】《范子计然》云：石钟乳，出武都，黄白者，善（凡引《计然》，多出《事文类聚》《文选注》《御览》及《大观本草》）。《列仙传》云：卬疏，煮石髓而服之，谓之石钟乳。钟，当为潼。《说文》云：乳汁也；钟，假音字。

涅石（旧作矾石，据郭璞注《山海经》引作涅石）

味酸，寒。主寒热泄痢，白沃，阴蚀，恶疮，目痛，坚骨齿。炼饵服之，轻身、不老、增年。一名羽涅，生山谷。

《吴普》曰：矾石，一名羽碈，一名羽泽。神农、岐伯：酸；扁鹊：咸；雷公：酸，无毒，生河西，或陇西，或武都、石门。采无时；岐伯：久服伤人骨（《御览》）。

《名医》曰：一名羽泽。生河西，及陇西、武都、石门。采无时。

【按】《说文》无矾字。《玉篇》云：矾，石也；碈，矾石也。《西山经》云：女床之山，其阴多涅石。郭璞云：即矾石也，楚人名为涅石，秦名为羽涅也。《本草经》亦名曰涅石也。《范子计然》云：矾石出武都。《淮南子·俶真训》云：以涅染缁。高诱云：涅，矾石也，旧，涅石作矾石，羽涅作羽碈，非。

硝石

一名芒硝，味苦，寒。治五脏积热，胃胀闭，涤去蓄结饮食，推陈致新，除邪气。炼之如膏，久服轻身（《御览》引云：一名芒硝。《大观本》作黑字）。生山谷。

《吴普》曰：硝石，神农：苦；扁鹊：甘（凡出掌禹锡所引，亦见《御览》者，不箸所出）。

《名医》曰：一名芒硝，生益州，及五都、陇西、西羌。采无时。

【按】《范子计然》云：硝石，出陇道。据《名医》，一名芒消。又别出芒消条，非。《北山经》云：京山，其阴处有元礵，疑礵，即消异文。

朴硝

味苦，寒。治百病，除寒热邪气，逐六腑积聚，结固留癖，能化七十二种石。炼饵服之，轻身神仙。生山谷。

《吴普》曰：朴硝石，神农、岐伯、雷公：无毒。生益州或山阴。入土，千岁不变。炼之不成，不可服（《御览》）。

《名医》曰：一名消石朴，生益州，有盐水之阳。采无时。

【按】《说文》云：朴，木皮也。此盖消石外裹如玉璞耳。旧作硝，俗字。

滑石

味甘，寒，无毒，治身热泄澼，女子乳难，癃闭，利小便，荡肠胃中积聚寒热，益精气。久服轻身、耐饥、长年。生山谷。

《名医》曰：一名液石，一名共石，一名脱石，一名番石。生赭阳及太山之阴，或掖北、白山，或卷山。采无时。

【按】《范子计然》云：滑石，白滑者，善。《南越志》云：莒城县出莒石，即滑石也。

石胆

味酸，寒。主明目，目痛；金疮，诸痫痓；女子阴蚀痛，石淋寒热，崩中下血，诸邪毒气，令人有子。炼饵服之，不老；久服增寿、神仙。能化铁为铜，成金银（《御览》引作合成）。一名毕石，生山谷。

《吴普》曰：石胆，神农：酸，小寒；李氏：小寒；桐君：辛，有毒；扁鹊：苦，无毒（《御览》引云：一名黑石，一名铜勒。生羌道或句青山。二月庚子、辛丑采）。

《名医》曰：一名黑石，一名棋石，一名铜勒。生羌道、羌里、句青山。二月庚子、辛丑日采。

【按】《范子计然》云：石胆，出陇西羌道。陶弘景云：《仙经》一名立制石。《周礼》疡医：凡疗疡，以五毒攻之。郑云：今医方有五毒之药，作之合黄堥，置石胆、丹砂、雄黄、矾石、慈石其中，烧之三日三夜，其烟上著，以鸡羽扫取之以注疮，恶肉破骨则尽出。《图经》曰：故翰林学士杨亿尝笔记直史馆杨嵎，有疡生于颊，人语之，依郑法合烧，药成，注之疮中，遂愈。信古方攻病之速也。

空青

味甘，寒，主青盲，耳聋。明目，利九窍，通血脉，养精神。久服轻身、延年、不老。能化铜、铁、铅、锡作金。生山谷。

《吴普》曰：空青，神农：甘，一经酸。久服，有神仙玉女来时，使人志高（《御览》）。

《名医》曰：生益州及越巂山有铜处。铜精熏则生空青，其腹中空。三月中旬采，亦无时。

【按】《西山经》云：皇人之山，其下多青；郭璞云：空青，曾青之属；《范子计然》云：空青，出巴郡；《司马相如赋》云：丹青；张揖云：青，青腹也；颜师古云：青腹，今之丹青也。

曾青

味酸，小寒。治目痛，止泪出，风痹，利关节，通九窍，破癥坚，积聚。久服轻身、不老。能化金、铜。生山谷。

《名医》曰：生蜀中及越嶲，采无时。

【按】《管子·揆度篇》云：秦明山之曾青；《荀子》云：南海则有曾青；杨倞注：曾青，铜之精；《范子计然》云：曾青出宏农豫章，白青出新涂，青色者善；《淮南子·地形训》云：青天八百岁生青曾；高诱云：青曾，青石也。

禹余粮

味甘，寒，无毒。治咳逆，寒热，烦满，下（《御览》有痢字），赤白，血闭癥瘕，大热。炼饵，服之不饥、轻身、延年。生池泽及山岛中。

《名医》曰：一名白余粮。生东海及池泽中。

【按】《范子计然》云：禹余粮出河东；《列仙传》云：赤斧，上华山取禹余粮；《博物志》云：世传昔禹治水，弃其所余食于江中，而为药也。

【按】此出《神农经》，则禹非夏禹之禹，或本名白余粮，《名医》等移其名耳。

太一余粮

味甘，平。主咳逆上气、瘕痕、血闭、漏下、除邪气。久服耐寒暑，不饥，轻身，飞行千里，神仙（《御览》引作若神仙）。一名石脑。生山谷。

《吴普》曰：太一禹余粮，一名禹哀。神农、岐伯、雷公：甘，平；李氏：小寒；扁鹊：甘，无毒，生太山上。有甲。甲中有白，白中有黄，如鸡子黄色。九月采，或无时。

《名医》曰：生太白，九月采。

【按】《抱朴子·金丹篇》云：《灵丹经》用丹砂、雄黄、雌黄、石硫黄、曾青、矾石、磁石、戎盐、太一禹余粮，亦用六一泥及神室祭醮合之，三十六日成。

白石英

味甘，微温。主消渴，阴痿不足，咳逆（《御览》引作呕），胸膈间久寒，益气，除风湿痹（《御览》引作阴湿痹）。久服轻身（《御览》引作身轻健），长年。生山谷。

《吴普》曰：白石英，神农：甘；岐伯、黄帝、雷公、扁鹊：无毒。生太山，形如紫石英，白泽，长者二三寸，采无时（《御览》引云：久服，通日月光）。

《名医》曰：生华阴及太山。

【按】《司马相如赋》有白附。苏林云：白附，白石英也。司马贞云：出鲁阳山。

紫石英

味甘，温。主心腹咳逆（《御览》引作呕逆），邪气，补不足，女子风寒在子宫，绝孕十年无子。久服温中、轻身、延年。生山谷。

《吴普》曰：紫石英，神农、扁鹊：味甘，平；李氏：大寒；雷公：大温；岐伯：甘，无毒。生太山或会稽，采无时。欲令如削，紫色达头如樗蒲者。

又曰：青石英，形如白石英，青端、赤后者，是；赤石英，形如白石英，赤端、白后者，是，赤泽有光，味苦，补心气；黄石英，形如白石英，黄色如金，赤端者，是；黑石英，形如白石英，黑泽有光（《御览》、掌禹锡引此节文）。

《名医》曰：生太山。采无时。

青石、赤石、黄石、白石、黑石脂等

味甘，平。主黄疸，泄痢，肠澼，脓血，阴蚀，下血赤白，邪气痈肿，疽痔恶疮，头疡，疥瘙。久服补髓益气，肥健不饥，轻身延年。五色石脂各随五色补五脏。生山谷中。

《吴普》曰：五色石脂，一名青、赤、黄、白、黑符。青符，神农：甘；雷公：酸，无毒；桐君：辛，无毒；李氏：小寒，生南山，或海涯，采无时。

赤符，神农、雷公：甘；黄帝、扁鹊：无毒；李氏：小寒，或生少室，或生太山，色绛，滑如脂。黄符，李氏：小寒；雷公：苦，或生嵩山，色如犊脑、雁雏，采无时。白符，一名随髓，岐伯、雷公：酸，无毒；李氏：小寒；桐君：甘，无毒；扁鹊：辛，或生少室天娄山，或太山。黑符，一名石泥，桐君：甘，无毒，生洛西山空地。

《名医》曰：生南山之阳，一本作南阳，又云黑石脂，一名石涅，一名石墨。

【按】《吴普》引神农甘云云：五石脂各有条，后世合为一条也；《范子计然》云：赤石脂，出河东，色赤者，善；《列仙传》云：赤须子好食石脂。

白青

味甘，平。主明目，利九窍，耳聋，心下邪气，令人吐，杀诸毒、三虫。久服通神明，轻身、延年、不老。生山谷。

《吴普》曰：神农：甘，平；雷公：酸，无毒。生豫章，可消而为铜（《御览》）。

《名医》曰：生豫章。采无时。

【按】《范子计然》云：白青，出巴郡。

扁青

味甘，平。主目痛，明目，折跌，痈肿，金疮不疗，破积聚，解毒气（《御览》引作辟毒），利精神。久服轻身、不老。生山谷。

《吴普》曰：扁青，神农、雷公：小寒，无毒。

生蜀郡，治丈夫内绝，令人有子（《御览》引云：治痈脾风痹，久服轻身）。

《名医》曰：生朱崖、武都、朱提。采无时。

【按】《范子计然》云：扁青，出宏农、豫章。

上，玉石上品一十八种，旧同。

菖蒲

味辛，温。主风寒湿痹，咳逆上气，开心孔，补五脏，通九窍，明耳目，出声音。久服轻身、不忘、不迷或延年。一名昌阳（《御览》引云：生石上，一寸九节者，久服轻身云云。《大观本》无生石上三字，有云一寸九节者良，作黑字）。生池泽。

《吴普》曰：菖蒲，一名尧韭（《艺文类聚》引云：一名昌阳）。

　　《名医》曰：生上洛及蜀郡严道。五月十二日采根，阴干。

　　【按】《说文》云：茆，菖蒲也，益州生。茚，茆茚也。《广雅》云：邛，昌阳，菖蒲也。《周礼》云：菖本。郑云：菖本，菖蒲根，切之四寸为菹。《春秋左传》云：飨以菖歜；杜预云：菖歜，菖蒲菹。《吕氏春秋》云：冬至后五旬七日，菖始生。菖者，百草之先，于是始耕。《淮南子·说山训》云：菖羊，去蚤虱而来蛉穷。高诱云：菖羊，菖蒲。《列仙传》云：商邱子胥食菖蒲根，务光服蒲韭根。《离骚·草木疏》云：沈存中云：所谓兰荪，即今菖蒲是也。

　　菊花

　　味苦，平。主诸风，头眩，肿痛，目欲脱，泪出；皮肤死肌，恶风湿痹。久服利血气，轻身、耐老、延年。一名节华。生川泽及田野。

《吴普》曰：菊华，一名白华（《初学记》），一名女华，一名女茎。

《名医》曰：一名日精，一名女节，一名女华，一名女茎，一名更生，一名周盈，一名傅延年，一名阴成。生雍州。正月采根，三月采叶，五月采茎，九月采花，十一月采实，皆阴干。

【按】《说文》云：蘜，治墙也。蘜，日精也。似秋华，或省作菊。《尔雅》云，蘜，治墙。郭璞云：今之秋华，菊。则蘜、蘜、菊，皆秋华字，唯今作菊。《说文》以为大菊。瞿麦，假音用之也。

人参

味甘，微寒。主补五脏，安精神，定魂魄，止惊悸，除邪气，明目，开心益智。久服轻身、延年。一名人衔，一名鬼盖。生山谷。

《吴普》曰：人参，一名土精，一名神草，一名黄参，一名血参，一名人微，一名玉精。神农：甘，小寒；桐君、雷公：苦；岐伯、黄帝：甘，无毒；扁鹊：有毒。生邯郸，三月生叶，小兑，核黑，茎有毛。三月、九月采根，根有头、足、手，面目如人（《御览》）。

《名医》曰：一名神草，一名人微，一名土精，一名血参。如人形者，有神。生上党及辽东，二月、四月、八月上旬采根。竹刀刮，曝干，勿令见风。

【按】《说文》云：参，人参，药草，出上党。《广雅》云：地精，人参也。《范子计然》云：人参，出上党，状类人者，善。刘敬叔《异苑》云：人参，一名土精，生上党者，佳。人形皆具，能作儿啼。

天门冬

味苦，平。主诸暴风湿偏痹，强骨髓，杀三虫，去伏尸。久服轻身、益气、延年。一名颠勒（《尔雅注》引云：门冬，一名满冬。今无文）。生山谷。

《名医》曰：生奉高山。二月、七月、八月采根，曝干。

【按】《说文》云：墙，墙蘼，满冬也；《中山经》云：条谷之山，其草多宜冬；《尔雅》云：墙蘼，满冬；《列仙传》云：赤须子食天门冬；《抱朴子·仙药篇》云：天门冬，或名地门冬，或名筵门冬，或名颠棘，或名淫羊食，或名管松。

🌿 甘草

味甘，平。主五脏六腑寒热邪气，坚筋骨，长肌肉，倍力，金疮𪼢，解毒。久服轻身、延年（《御览》引云：一名美草，一名蜜甘，《大观本》作黑字）。生川谷。

《名医》曰：一名密甘，一名美草，一名蜜草，一名蕗（当作蕛）草。生河西积沙山及上郡，二月、八月，采根曝干，十日成。

【按】《说文》云：苷，甘草也；蕛，大苦也；苦，大苦苓也。《广雅》云：美草，甘草也。《毛诗》云：隰有苓。《传》云：苓，大苦。《尔雅》

云：蘦，大苦。郭璞云：今甘草，蔓延生；叶似荷，青黄；茎赤黄，有节，节有枝相当。或云蘦似地黄，此作甘，省字。蘦、芩通。

干地黄

味甘，寒。主折跌绝筋，伤中，逐血痹，填骨髓，长肌肉，作汤除寒热积聚，除痹，生者尤良。久服，轻身不老。一名地髓。生川泽。

《名医》曰：一名芐，一名芑。生咸阳，黄土地者，佳。二月、八月采根，阴干。

【按】《说文》云：芐，地黄也。《礼》曰：铏毛牛藿、羊芐、豕薇。《广雅》云：地髓，地黄也。《尔雅》云：芐，地黄。郭璞云：一名地髓，江东呼芐；《列仙传》云：吕尚服地髓。

术

味苦，温。主风寒湿痹、死肌、痉、疸，止汗，除热，消食。作煎饵，久服轻身、延年、不饥。一名山蓟（《艺文类聚》引作山筋）。生山谷。

《吴普》曰：术，一名山连，一名山芥，一名天苏，一名山姜（《艺文类聚》）。

《名医》曰：一名山姜，一名山连。生郑山、汉中、南郑。二月、三月、八月、九月采根，曝干。

【按】《说文》云：术，山蓟也；《广雅》云：山姜，术也，白术，牡丹也；《中山经》云：首山草多术；郭璞云：术，山蓟也；《尔雅》云：术，山蓟；郭璞云：今术似蓟，而生山中；《范子计然》云：术，出三辅，黄白色者，善；《列仙传》云：涓子好饵术；《抱朴子·仙药篇》云：术，一名山蓟，一名山精；故《神药经》曰：必欲长生，长服山精。

🌿 菟丝子

味辛，平。主续绝伤，补不足，益气力，肥健。汁去面皯，久服明目、轻身、延年。一名菟芦。生川泽。

《吴普》曰：菟丝，一名玉女，一名松萝，一名鸟萝，一名鸭萝，一名复实，一名赤网。生山谷（《御览》）。

《名医》曰：一名菟缕，一名唐蒙，一名玉女，一名赤网，一名菟累。生朝鲜田野，蔓延草木之上，色黄而细为赤网，色浅而大为菟累。九月采实，曝干。

【按】《说文》云：蒙，玉女也。《广雅》云：菟邱，菟丝也；女萝，松萝也。《尔雅》云：唐蒙，女萝。女萝，菟丝；又云：蒙，玉女。《毛诗》云：爰采唐矣。《传》云：唐蒙，菜名，又茑与女萝。《传》云：女萝，菟丝松萝也。陆玑云：今菟丝蔓连草上生，黄赤如金，今合药，菟丝子是也，非松萝，松萝自蔓松上，枝正青，与菟丝异。《楚辞》云：被薜荔兮带女萝。王逸云：女萝，菟丝也。《淮南子》云：千秋之松，下有茯苓，上有菟丝。高诱注云：茯苓，千岁松脂也。菟丝生其上而无根。旧作菟，非。

牛膝

味苦，酸（《御览》作辛）。主寒（《御览》作伤寒），湿痿痹，四肢拘挛，膝痛不可屈伸，逐血气，伤热火烂，堕胎。久服轻身、耐老（《御览》作能老）。一名百倍。生川谷。

《吴普》曰：牛膝，神农：甘；一经：酸；黄帝、扁鹊：甘；李氏：温；雷公：酸，无毒。生河内或临邛，叶如夏蓝，茎本赤。二月、八月采（《御览》）。

《名医》曰：生河内及临朐。二月、八月、十月采根，阴干。

【按】《广雅》云：牛茎，牛膝也；陶弘景云：其茎有节，似膝，故以为名也。膝，当为郄。

🌿 茺蔚子

味辛，微温。主明目益精，除水气。久服轻身。

茎：主瘾疹痒，可作浴汤。一名益母，一名益明，一名大札。生池泽。

《名医》曰：一名贞蔚。生海滨。五月采。

【按】《说文》云：萑，萑也。《广雅》云：益母，充蔚也。《尔雅》云：萑，萑。郭璞云：今茺蔚也。《毛诗》云：中谷有萑。《传》云：萑，雜也。陆玑云：旧说及魏博士济阴周元明，皆云奄闾是也。《韩诗》及三苍说，悉云益母，故曾子见益母而感。刘歆曰：萑，臭秽。臭秽，即茺蔚也。旧作茺，非。

🌸 女萎

味甘，平。主中风暴热，不能动摇，跌筋结肉，诸不足。久服，去面黑黚，好颜色、润泽，轻身不老。生山谷。

《吴普》曰：女萎，一名葳蕤，一名玉马，一名地节，一名虫蝉，一名乌萎，一名荧，一名玉竹。神农：苦；一经：甘；桐君、雷公、扁鹊：甘，无毒；黄帝：辛。生太山山谷，叶青黄相值如姜，二月、七月采。治中风暴热，久服轻身（《御览》）。一名左眄。久服轻身、耐老（同上）。

《名医》曰：一名荧，一名地节，一名玉竹，一名马熏，生太山及丘陵。立春后采，阴干。

【按】《尔雅》云：荧，委萎。郭璞云：药草也，叶似竹，大者如箭，竿，有节，叶狭而长，表白裹青，根大如指，长一二尺，可啖。陶弘景云：按《本经》有女萎，无萎蕤；《别录》有萎蕤，而为用正同，疑女萎即萎蕤也，唯名异耳。陈藏器云：

《魏志·樊阿传》：青粘，一名黄芝，一名地节。此即萎蕤。

🌿 防葵

味辛，寒。主疝瘕肠泄，膀胱热结，溺不下。咳逆，温疟，癫痫，惊邪狂走。久服坚骨髓、益气、轻身。一名梨盖。生川谷。

《吴普》曰：房葵，一名梨盖，一名爵离，一名房苑，一名晨草，一名利如，一名方盖。神农：辛，小寒；桐君、扁鹊：无毒；岐伯、雷公、黄帝：苦，无毒。茎叶如葵，上黑黄。二月生根，根大如桔梗，根中红白。六月花白，七月、八月实白。三月三日采根（《御览》）。

《名医》曰：一名房慈，一名爵离，一名农果，一名利茹，一名方盖。生临淄，及嵩高太山少室。三月三日采根，曝干。

【按】《博物志》云：防葵，与狼毒相似。

柴胡

味苦，平。主心腹，去肠胃中结气，饮食积聚，寒热邪气，推陈致新。久服轻身、明目、益精。一名地熏。

《吴普》曰：茈葫，一名山菜，一名茹草。神农、岐伯、雷公：苦，无毒，生冤句。二月、八月采根（《御览》）。

《名医》曰：一名山菜，一名茹草。叶，一名芸蒿，辛香可食。生宏农及冤句，二月、八月采根，曝干。

【按】《博物志》云：芸蒿，叶似邪蒿，春秋有白蒻，长四五寸，香美可食。长安及河内并有之。《夏小正》云：正月采芸。《月令》云：仲春，芸始生。《吕氏春秋》云：菜之美者，华阳之芸，皆即此也。《急就篇》有芸，颜师古注云：即今芸蒿也，然则是此茈胡叶矣。茈、柴，前声相转。《名医别录》前胡条，非。陶弘景云：《本经》上品有茈胡而无此，晚来医乃用之。

麦门冬

味甘，平。主心腹结气，伤中、伤饱，胃络脉绝，羸瘦短气。久服轻身、不老、不饥。生川谷及堤阪。

《吴普》曰：一名马韭，一名衅冬，一名忍冬，一名忍陵，一名不死药，一名仆垒，一名随脂（《太平御览》引云：一名羊韭。秦，一名马韭，一名禹韭，韭；越，一名羊齐，一名麦韭，一名禹韭，一名韰韭，一名禹余粮）。神农、岐伯：甘，平；黄帝、桐君、雷公：甘，无毒；李氏：甘，小温；扁鹊：无毒。生山谷肥地，叶如韭，肥泽丛生。采无时，实青黄。

《名医》曰：秦名羊韭；齐，名麦韭；楚，名马韭；越，名羊蓍，一名禹葭，一名禹余粮。叶如韭，冬夏长生。生函谷肥土、石间久废处。二月、三月、八月、十月采，阴干。

【按】《说文》云：荭，荭冬草；《中山经》云：青要之山，是多仆累，据《吴普》说，即麦门冬也，忍、荭、坴、累，音同；陶弘景云：实如青珠，根似矿麦，故谓麦门冬。

独活

味苦，平。主风寒所击，金疮，止痛，奔豚，
痫痉，女子疝瘕。久服轻身耐老。一名羌活，一名
羌青，一名护羌使者。生川谷。

《吴普》曰：独活，一名胡王使者。神农、黄
帝：苦，无毒。八月采，此药有风花不动，无风独
摇（《御览》）。

《名医》曰：一名胡王使者，一名独摇草。此草
得风不摇，无风自动。生雍州，或陇西南安。二月、
八月采根曝干。

【按】《列仙传》云：山图服羌活、独活，则似
二名，护羌、胡王皆羌字缓声，犹专诸为专设诸，
庚公差为庚公之斯，非有义也。

车前子

味甘，寒，无毒。主气癃，止痛，利水道小便，除湿痹。久服轻身、耐老。一名当道（《御览》有云：一名牛舌，《大观本》作牛遗，黑字）。生平泽。

《名医》曰：一名芣苢，一名虾蟆衣，一名牛遗，一名胜舄，生真定丘陵阪道中，五月五日采，阴干。

【按】《说文》云：芣一曰芣苢，苢，芣苢，一名马舄，其实如李，令人宜子。《周书》所说，《广雅》云：当道，马舄也。《尔雅》云：芣苢，马舄；马舄，车前。郭璞云：今车前草，大叶长穗，好生道边，江东呼为虾蟆衣。又蕍，牛蘈。孙炎云：车前，一名牛蘈。《毛诗》云：采采芣苢；《传》云：

茅苢，马舃；马舃，车前也。陆玑云：马舃，一名车前，一名当道，喜在牛迹中生，故曰车前当道也，今药中车前子是也。幽州人谓之牛舌草。

🌿 木香

味辛，温。主邪气，辟毒疫瘟鬼，强志。主淋露（《御览》引云：主气不足。《大观本》作黑字）。久服，不梦寤魇寐（《御览》引云：一名密青。又云：轻身，致神仙，《大观本》俱作黑字）。生山谷。

《名医》曰：一名蜜香。生永昌。

🌿 薯蓣（《御览》作署豫，是）

味甘，温。主伤中，补虚羸，除寒热邪气，补中，益气力，长肌肉。久服耳目聪明，轻身、不饥、延年。一名山芋。生山谷。

《吴普》曰：薯蓣，一名诸署（《御览》作署豫，作诸署，《艺文类聚》亦作诸）。齐越，名山芋，一名修脆，一名儿草（《御览》引云，秦楚名玉延，齐越名山芋，郑赵名山芋，一名玉延）。神农：甘，小温；桐君、雷公：甘（《御览》作苦），无毒。或生临朐钟山，始生，赤茎细蔓，五月华白，七月实青黄，八月熟落，根中白，皮黄。类芋（《御览》引云：二月、八月采根，恶甘遂）。

《名医》曰：秦楚名玉延，郑越名土诸。生嵩山，二月、八月采根，曝干。

【按】《广雅》云：玉延，薯豫，署蓣也；《北山经》云：景山草多薯豫；郭璞云：根似羊蹄可食，今江南单呼为薯，语有轻重耳；《范子计然》云：薯豫，本出三辅，白色者善；《本草衍义》云：山药，上一字犯宋英庙讳，下一字曰薯，唐代宗名豫，故改下一字为药。

薏苡仁

味甘，微寒。主筋急拘挛，不可屈伸，风湿痹，下气。久服轻身、益气。其根下三虫，一名解蠡。生平泽及田野。

《名医》曰：一名屋菼，一名起实，一名赣。生真定，八月采实，采根无时。

【按】《说文》云：蘬，蘬苢，一曰蘬英。赣，一曰薏苢。《广雅》云：赣，起实，蘬目也。《吴越春秋》：鲧娶于有莘氏之女，名曰女嬉，年壮未孳，嬉于砥山，得薏苡而吞之，意若为人所感，因而妊孕。《后汉书·马援传》：援在交趾，常饵薏苡实，用能轻身、省欲，以胜瘴。蕾，俗作薏，非。

✣ 泽泻

味甘，寒。主风、寒、湿痹，乳难，消水，养五脏，益气力，肥健。久服耳目聪明，不饥，延年轻身，面生光，能行水上。一名水泻，一名芒芋，一名鹄泻。生池泽。

《名医》曰：生汝南，五、六、八月采根，阴干。

【按】《说文》云：茾，水舃也；《尔雅》云：蕍舃；郭璞云：今泽舃，又茾，牛脣；郭璞云：《毛诗传》云：水舃也，如续断，寸寸有节，拔之可复；《毛诗》云：言采其茾；《传》云：茾，水舃也；陆玑云：今泽舄也，其叶如车前草大，其味亦相似，徐州广陵人食之。

远志

味苦，温。主咳逆伤中，补不足，除邪气，利九窍，益智慧，耳目聪明，不忘，强志倍力。久服轻身不老。叶名小草，一名棘菀（陆德明《尔雅音义》引作䓈），一名葽绕（《御览》作要绕），一名细草。生川谷。

《名医》曰：生太山及冤句。四月采根、叶，阴干。

【按】《说文》云：䓈，棘菀也；《广雅》云：葍苑，远志也，其上谓之小草；《尔雅》云：葽绕，棘菀；郭璞云：今远志也，似麻黄，赤华，叶锐而黄。

龙胆

味苦寒。主骨间寒热，惊痫邪气，续绝伤，定五脏，杀蛊毒。久服益智不忘，轻身耐老。一名陵游。生山谷。

《名医》曰：生齐朐及冤句。二月、八月、十一月、十二月采根，阴干。

细辛

味辛，温。主咳逆，头痛，脑动，百节拘挛，风湿痹痛，死肌。久服明目，利九窍，轻身长年。一名小辛。生山谷。

《吴普》曰：细辛，一名细草（《御览》引云：一名小辛）。神农、黄帝、雷公、桐君：辛，小温；岐伯：无毒；李氏：小寒。如葵叶，色赤黑，一根一叶相连（《御览》引云：三月、八月采根）。

《名医》曰：生华阴。二月、八月采根，阴干。

【按】《广雅》云：细条、少辛，细辛也；《中山经》云：浮戏之山，上多少辛；郭璞云：细辛也；《管子·地员篇》云：小辛，大蒙；《范子计然》云：细辛，出华阴，色白者，善。

石斛

味甘，平。主伤中，除痹，下气，补五脏虚劳、羸瘦，强阴。久服厚肠胃、轻身、延年。一名林兰（《御览》引云：一名禁生。《大观本》作黑字）。生山谷。

《吴普》曰：石斛，神农：甘，平；扁鹊：酸；李氏：寒（《御览》）。

《名医》曰：一名禁生，一名杜兰，一名石蓫，生六安水旁石上，七月、八月采茎，阴干。

【按】《范子计然》云：石斛，出六安。

🦋 巴戟天

味辛，微温。主大风邪气，阴痿不起，强筋骨，安五脏，补中，增志，益气。生山谷。

《名医》曰：生巴郡及下邳，二月、八月采根，阴干。

🦋 白英

味甘寒。主寒热，八疸，消渴，补中益气。久服轻身延年。一名谷菜（元本误作黑字）。生山谷。

《名医》曰：一名白草，生益州，春采叶，夏采茎，秋采花，冬采根。

【按】《尔雅》云：苻，鬼目；郭璞云：今江东有鬼目草，茎似葛，叶圆而毛，子如耳珰也，赤色丛生；《唐本》注白英云：此鬼目草也。

✿ 白蒿

味甘，平。主五脏邪气，风寒湿痹，补中益气，长毛发令黑，疗心悬、少食常饥。久服轻身、耳目聪明、不老。生川泽。

《名医》曰：生中山，二月采。

【按】《说文》云：蘩，白蒿也；艾，冰台也。《广雅》云：蘩，母，蒡葧也。《尔雅》云：艾，冰台。郭璞云：今艾，白蒿。《夏小正》云：二月采蘩。《传》云：蘩，由胡。由胡者，蘩母也。蘩母者，旁勃也。《尔雅》云：蘩，皤蒿。郭璞云：白蒿。又蘩，由胡，《郭璞》云：未详。《毛诗》云：

于以采蘩。《传》云：蘩，皤蒿也，又采蘩祁祁。《传》云：蘩，白蒿也。陆玑云：凡艾，白色者，为皤蒿。《楚词》王逸注云：艾，白蒿也。

【按】皤、白，音义皆相近。艾，是药名，《本草经》无者，即白蒿是也。《名医》别出艾条，非。

赤箭

味辛，温，无毒。主杀鬼精物、蛊毒恶气。久服益气力，长阴、肥健，轻身增年。一名离母，一名鬼督邮。生川谷。

《吴普》曰：鬼督邮，一名神草，一名阎狗。或生太山，或少室。茎、箭赤，无叶，根如芋子。三月、四月、八月采根，日干。治痈肿（《御览》）。

《名医》曰：生陈仓雍州，及太山少室。三月、四月、八月采根，曝干。

【按】《抱朴子》云：按仙方中有合离草，一名独摇，一名离母。所以谓之合离、离母者，此草为物，下根如芋魁，有游子十二枚周环之，去大魁数尺，虽相须，而实不相连，但以气相属耳。《别说》云：今医家见用天麻，即是此赤箭根。

✿ 奄闾子　（旧作庵闾，《御览》作奄闾，是）

味苦，微寒。主五脏瘀血，腹中水气，胪张，留热，风寒、湿痹，身体诸痛。久服轻身、延年、不老。生川谷。

《吴普》曰：奄闾；神农、雷公、桐君、岐伯：苦，小温，无毒；李氏：温。或生上党，叶青厚两相当。七月花日，九月实黑，七月、九月、十月采，驴马食，仙去（《御览》）。

《名医》曰：驱骡食之，神仙。生雍州，亦生上党及道边。十月采实，阴干。

【按】《司马相如赋》有奄闾。张揖云：奄闾，蒿也。子，可治疾。

析蓂子

味辛，微湿。主明目，目痛泪出，除痹，补五脏，益精光。久服轻身不老。一名蔑菥，一名大蕺，一名马辛。生川泽及道旁。

《吴普》曰：析蓂，一名析目，一名荣冥，一名马骍。雷公、神农、扁鹊：辛；李氏：小温。四月采干，二十日生道旁。得细辛，良。畏干姜、苦参、荠实。神农：无毒。生野田，五月五日采，阴干。

治腹胀（《御览》）。

《名医》曰：一名大荠。生咸阳。四月、五月采，曝干。

【按】《说文》云：蒉，析蒉，大荠也；《广雅》云：析蒉，马辛也；《尔雅》云：析蒉、大荠；郭璞云：荠，叶细，俗呼之曰老荠。旧作菥，非。

薯实

味苦，平。主益气，充肌肤，明目、聪慧、先知。久服不饥、不老、轻身。生山谷。

《吴普》曰：薯实，味苦，酸，平，无毒。主益气，充肌肤，明目、聪慧，先知。久服不饥、不老、轻身。生少室山谷。八月、九月采实，曝干（《御览》）。

《名医》曰：生少室。八月、九月采实，日干。

【按】《说文》云：蓍，蒿属，生千岁，三百茎；《史记·龟策传》云：蓍，百茎共一根。

✤ 赤芝

味苦，平。主胸中结，益心气，补中，增慧智不忘。久食轻身不老，延年、神仙。一名丹芝。

✤ 黑芝

味咸，平。主癃，利水道，益肾气，通九窍，聪察。久食轻身不老，延年神仙。一名玄芝。生川谷。

✤ 青芝

味酸，平。主明目，补肝气，安精魂，仁恕，久食轻身不老，延年神仙。一名玄芝。生川谷。

白芝

味辛，平。主咳逆上气，益肺气，通利口鼻，强志意勇悍，安魄。久食轻身不老，延年神仙。一名玉芝。生川谷。

黄芝

味甘，平。主心腹五邪，益脾气，安神，忠信和乐。久食轻身不老，延年神仙。一名金芝。生川谷。

紫芝

味甘，温。主耳聋，利关节，保神益精气，坚筋骨，好颜色。久服轻身、不老、延年。一名木芝。生山谷（旧作六种，今并）。

《吴普》曰：紫芝，一名木芝。生川谷。

《名医》曰：赤芝生霍山，黑芝生恒山，青芝生太山，白芝生华山，黄芝生高山，紫芝生高夏地上，色紫，形如桑（《御览》）。六芝皆无毒，六月、八月采。

【按】《说文》云：芝，神草也；《尔雅》云：茵芝；郭璞云：芝，一岁三华，瑞草；《礼内则》云：芝栭；卢植注云：芝，木芝也；《楚辞》云：采三秀于山间；王逸云：三秀，谓芝草；《后汉书·华佗传》，有漆叶青面散，注引佗传曰：青面者，一名地节，一名黄芝，主理五脏，益精气。本《字书》无面字，相传音女廉反；《列仙传》云：吕尚服泽芝；《抱朴子·仙药篇》云：赤者如珊瑚，白者如截肪，黑者如泽漆，青者如翠羽，黄者如紫金，而皆光明洞彻，如坚冰也。

卷柏

味辛，温。主五脏邪气，女子阴中寒热痛，癥瘕、血闭、绝子。久服轻身，和颜色，一名万岁。生山谷石间。

《吴普》曰：卷柏，神农：辛；桐君、雷公：甘（《御览》引云：一名豹足，一名求股，一名万岁，一名神枝，时。生山谷）。

《名医》曰：一名豹足，一名求股，一名交时。生常山。五月、七月采，阴干。

【按】《范子计然》云：卷柏，出三辅。

蓝实

味苦，寒。主解诸毒，杀蛊、蚑、注鬼、螫毒。久服头不白，轻身。生平泽。

《名医》曰：其茎叶可以染青。生河内。

【按】《说文》云：葴，马蓝也。蓝，染青草也。《尔雅》云：葴，马蓝。郭璞云：今大叶冬蓝也。《周礼》掌染草，郑注云：染草，蓝茜，象斗之属。《夏小正》：五月启灌蓝。《毛诗》云：终朝采蓝。《笺》云：蓝，染草也。

芎䓖

味辛，温。主中风入脑，头痛，寒痹，筋挛缓急，金疮，妇人血闭无子。生川谷。

《吴普》曰：芎䓖（《御览》引云：一名香果），神农、黄帝、岐伯、雷公：辛，无毒；扁鹊：酸，无毒；李氏：生温，熟寒。或生胡无桃山阴，或太山（《御览》作或斜谷西岭，或太山）。叶香细青黑，文赤如藁本，冬夏丛生，五月华赤，七月实黑，茎端两叶。三月采。根有节，似马衔状。

《名医》曰：一名胡䓖，一名香果。其叶名蘼芜，生武功斜谷西岭。三月、四月采根，曝干。

【按】《说文》云：营，营䓖，香草也。芎，司马相如说：或从弓。《春秋左传》云：有山鞠穷乎。杜预云：鞠穷所以御湿。《西山经》云：号山，其草多芎䓖。郭璞云：芎䓖，一名江蓠。《范子计然》云：芎䓖生始无，枯者，善（有脱字）。《司马相如赋》：有芎䓖。司马贞引司马彪云：芎䓖，似藁本。郭璞云：今历阳呼为江蓠。

蘼芜

味辛，温。主咳逆，定惊气，辟邪恶，除蛊毒鬼注，去三虫。久服通神。一名薇芜。生川泽。

《吴普》曰：蘼芜，一名芎䓖（《御览》）。

《名医》曰：一名茳蓠，芎䓖苗也。生雍州及冤句，四月、五月采叶，曝干。

【按】《说文》云：蘼，蘼芜也。蓠，茳蓠，蘼芜。《尔雅》云：蕲茝，蘼芜。郭璞云：香草，叶小如委状。《淮南子》云：似蛇床。《山海经》云：臭如蘼芜。《司马相如赋》有茳蓠、蘼芜。司马贞引樊光云：藁本，一名蘼芜，根名蕲茝。

黄连

味苦，寒。主热气目痛，眦伤泣出，明目（《御览》引云：主茎伤。《大观本》无），肠澼，腹痛下利，妇人阴中肿痛。久服令人不忘。一名王连。生川谷。

《吴普》曰：黄连，神农、岐伯、黄帝、雷公：苦，无毒；李氏：小寒。或生蜀郡、太山之阳（《御览》）。

《名医》曰：生巫阳及蜀郡、太山，二月、八月采。

【按】《广雅》云：王连，黄连也；《范子计然》云：黄连出蜀郡，黄肥坚者，善。

络石

味苦，温。主风热，死肌，痈伤，口干舌焦，痈肿不消，喉舌肿，水浆不下。久服轻身明目，润泽好颜色，不老延年。一名石鲮。生川谷。

《吴普》曰：落石，一名鳞石，一名明石，一名县石，一名云华，一名云珠，一名云英，一名云丹。

神农：苦，小温；雷公：苦，无毒；扁鹊、桐君：甘，无毒；李氏：大寒。云药中君，采无时《御览》。

《名医》曰：一名石磋，一名略石，一名明石，一名领石，一名县石。生太山或石山之阴，或高山岩石上，或生人间。正月采。

【按】《西山经》云：上申之山多硌石，疑即此；郭璞云：硌，磊硌大石貌，非也；《唐本》注云：俗名耐冬，山南人谓之石血，以其包络石木而生，故名络石，《别录》谓之石龙藤，以石上生者，良。

蒺藜子

味苦，温，无毒。主恶血，破癥结积聚，喉痹，乳难。久服长肌肉，明目轻身。一名旁通，一名屈人，一名止行，一名豺羽，一名升推（《御览》引云：一名君水香。《大观本》无文）。生平泽或道旁。

《名医》曰：一名即藜，一名茨，生冯翊。七月、八月采实，曝干。

【按】《说文》云：荠，蒺藜也；《诗》曰：墙上有荠，以茨为茅苇，开屋字；《尔雅》云：茨，蒺藜；郭璞云：布地蔓生细叶，子有三角刺人；《毛诗》云：墙有茨；《传》云：茨，蒺藜也，旧本作蒺藜，非。

黄耆

味甘，微温。主痈疽久败疮，排脓止痛，大风癞疾，五痔，鼠瘘，补虚，小儿百病。一名戴糁。生山谷。

《名医》曰：一名戴椹，一名独椹，一名芰草，一名蜀脂，一名百本。生蜀郡白水汉中。二月、十月采，阴干。

肉苁蓉

味甘，微温。主五劳七伤，补中，除茎中寒热痛，养五脏，强阴，益精气，多子，妇人癥。久服轻身。生山谷。

《吴普》曰：肉苁蓉，一名肉松蓉。神农、黄帝：咸；雷公：酸，小温（《御览》作李氏：小温）。生河西（《御览》作东）山阴地，长三四寸，丛生，或代郡（《览御》下有雁门二字）。二月至八月采（《御览》引云：阴干用之）。

《名医》曰：生河西及代郡雁门。五月五日采，阴干。

【按】 《吴普》云：一名肉松蓉，当是古本。蓉，即是容字，俗写苁蓉，非正字也。陶弘景云：是野马精落地所生，生时似肉，旧作肉苁蓉，非。

防风

味甘，温，无毒。主大风、头眩痛，恶风，风邪目盲无所见。风行周身，骨节疼痹（《御览》作痛），烦满。久服轻身。一名铜芸（《御览》作芒）。生川泽。

《吴普》曰：防风，一名回云，一名回草，一名百枝，一名简根，一名百韭，一名百种。神农、黄帝、岐伯、桐君、雷公、扁鹊：甘，无毒；李氏：小寒。或生邯郸上蔡。正月生叶，细圆，青黑黄白，五月花黄；六月实黑。三月、十月采根，日干。琅邪者，良（《御览》）。

《名医》曰：一名茴草，一名百枝，一名屏风，一名茼根，一名百蜚。生沙苑，及邯郸、琅邪、上蔡。二月、十月采根，曝干。

【按】　《范子计然》云：防风，出三辅。白者，善。

蒲黄

味甘，平。主治心腹、膀胱寒热，利小便，止血，消瘀血。久服轻身，益气力，延年神仙。生池泽。

《名医》曰：生河东，四月采。

【按】《玉篇》云：蒚，谓今蒲头有台，台上有重台，中出黄，即蒲黄。陶弘景云：此即蒲厘花上

黄粉也。《仙经》亦用此。考《尔雅》苻离，其上
蒿，苻离与蒲厘声相近，疑即此。

香蒲

味甘，平。主五脏、心下邪气，口中烂臭，坚
齿，明目，聪耳。久服轻身、耐老（《御览》作能老）。
一名睢（《御览》云睢蒲）。生池泽。

《吴普》曰：睢，一名睢石，一名香蒲。神农、
雷公：甘。生南海池泽中（《御览》）。

《名医》曰：一名醮石。生南海。

【按】《说文》云：菩，草也；《玉篇》云：菩，
香草也，又音蒲；《本草图经》云：香蒲，蒲黄苗
也，春初生嫩叶，未出水时，红白色，茸茸然，《周
礼》以为菹。

续断

叶苦，微温。主伤寒，补不足，金疮痈伤，折跌，续筋骨，妇人乳难（《御览》作乳痈，云崩中、漏血，《大观本》作黑字）。久服益气力。一名龙豆，一名属折。生山谷。

《名医》曰：一名接骨，一名南草，一名槐。生常山。七月、八月采，阴干。

【按】《广雅》云：褱，续断也。《范子计然》云：续断，出三辅。《桐君药录》云：续断，生蔓延，叶细，茎如荏大，根本黄白，有汁。七月、八月采根。

漏芦

味苦，咸寒。主皮肤热、恶疮、疽痔、湿痹，下乳汁。久服轻身益气，耳目聪明，不老延年。一名野兰。生山谷。

《名医》曰：生乔山。八月采根，阴干。

【按】《广雅》云：飞廉，漏芦也；陶弘景云：俗中取根，名鹿骊。

营实

味酸，温。主痈疽恶疮，结肉，跌筋，败疮，热气，阴蚀不疗，利关节。一名墙薇，一名墙麻，一名牛棘。生川谷。

《吴普》曰：蔷薇，一名牛勒，一名牛膝，一名蔷薇，一名山枣（《御览》）。

《名医》曰：一名牛勒，一名蔷蘼，一名山棘。生零陵及蜀郡。八月、九月采，阴干。

【按】陶弘景云：即是墙薇子。

天名精

味甘，寒。主瘀血、血瘕欲死、下血。止血，利小便。久服轻身耐老。一名麦句姜，一名虾蟆蓝，一名豕首。生川泽。

《名医》曰：一名天门精，一名玉门精，一名彘颅，一名蟾蜍兰，一名觐。生平原，五月采。

【按】《说文》云：薽，豕首也。《尔雅》云：茢薽，豕首。郭璞云：今江东呼豨首，可以炻蚕蛹。陶弘景云：此即今人呼为豨莶；《唐本》云：鹿活草是也。《别录》一名天蔓菁，南文呼为地松。掌禹锡云：陈藏器别立地菘条，后人不当仍其谬。

决明子

味咸，平。主青盲、目淫、肤赤，白膜、眼赤痛、泪出。久服益精光（《太平御览》引作理目珠精。理，即治字），轻身。生川泽。

《吴普》曰：决明子，一名草决明，一名羊明（《御览》）。

《名医》曰：生龙门。石决明，生豫章。十月采，阴干百日。

【按】《广雅》云：羊蘠蓫，英光也，又决明，羊明也；《尔雅》云：薢茩，英光；郭璞云：英，明也，叶黄锐，赤华，实如山茱萸；陶弘景云：形似马蹄决明。

丹参

味苦,微寒。主心腹邪气,肠鸣幽幽如走水,寒热积聚。破癥除瘕,止烦满,益气。一名郄蝉草。生川谷。

《吴普》曰:丹参,一名赤参,一名木羊乳,一名却蝉草。神农、桐君、黄帝、雷公、扁鹊:苦,无毒;李氏:大寒。岐伯:咸,生桐柏,或生太山山陵阴。茎华小方如荏,毛,根赤。四月华紫,五月采根,阴干,治心腹痛(《御览》)。

《名医》曰:一名赤参,一名木羊乳。生桐柏山及太山。五月采根,曝干。

【按】《广雅》云:却蝉,丹参也。

茜根

味苦,寒。主寒湿风痹,黄疸。补中。生川谷。

《名医》曰:可以染绛。一名地血,一名茹虑,一名茅蒐,一名茜,生乔山。二月、三月采根,曝干。

【按】《说文》云:茜,茅搜也。搜,茅搜,茹蘆。人血所生,可以染绛,从草从鬼。《广雅》云:地血,茹蘆,茜也。《尔雅》云:茹蘆,茅鬼。郭璞云:今茜也,可以染绛。《毛诗》云:茹蘆在阪。《传》云:茹蘆,茅搜也。陆玑云:一名地血,齐人谓之茜,徐州人谓之牛蔓。徐广注《史记》云:茜,一名红蓝,其花染绘,赤黄也。

【按】《名医》别出红蓝条,非。

飞廉

味苦，平。主骨节热，胫重酸疼。久服令人身轻。一名飞轻（已上四字，原本黑字）。生川泽。

《名医》曰：一名伏兔，一名飞雉，一名木禾。生河内。正月采根；七月、八月采花。阴干。

【按】《广雅》云：伏猪，木禾也。飞廉，漏芦也。陶弘景云：今既别有漏芦，则非。此别名耳。

五味子

味酸，温。主益气，咳逆上气，劳伤羸瘦，补不足，强阴，益男子精（《御览》引云，一名会及。《大观本》作黑字）。生山谷。

《吴普》曰：五味子，一名元及（《御览》）。

《名医》曰：一名会及，一名元及。生齐山及代郡，八月采实，阴干。

【按】《说文》云：莍，茮榝实裹如裘者。莍，莍榝草也。莍，莍榝也。《广雅》云：会及，五味也。《尔雅》云：莍，茮榝。郭璞云：五味也，蔓生子，丛在茎头。《抱朴子·仙药篇》云：五味者，五行之精。其子有五味。移门子服五味子十六年，色如玉女，入水不沾，入火不灼也。

旋花

味甘，温。主益气，去面皯（《御览》作黚）黑色，媚好（《御览》作令人色悦泽）。其根味辛。主腹中寒热邪气，利小便。久服不饥轻身。一名筋根花，一名金沸（《御览》引云：一名美草。《大观本》作黑字）。生平泽。

《名医》曰：生豫州。五月采，阴干。

【按】陶弘景云：东人呼为山姜，南人呼为美草。《本草衍义》云：世又谓之鼓子花。

兰草

味辛，平。主利水道，杀蛊毒，辟不祥。久服益气，轻身不老，通神明。一名水香。生池泽。

《名医》曰：生大吴。四月、五月采。

【按】《说文》云：兰，香草也；《广雅》云：蕑，兰也；《易》：其臭如兰。郑云：兰，香草也。《夏小正》：五月蓄兰。《毛诗》云：方秉蕑兮。《传》云：蕑，兰也。陆玑云：蕑，即兰，香草也。其茎叶似药草泽兰。《范子计然》云：大兰，出汉中三辅；兰，出河东宏农，白者善。元杨齐贤注李白诗引《本草》云：兰草、泽兰，二物同名。兰草，一名水香，云都梁是也。《水经》：零陵郡，都梁县西，小山上，有淳水，其中悉生兰草，绿叶紫茎；泽兰，如薄荷，微香，荆湘岭南人家多种之，与兰大抵相类。颜师古以兰草为泽兰，非也。

蛇床子

味苦，平。主妇人阴中肿痛，男子阴痿，湿痒，除痹气，利关节，癫痫恶疮。久服轻身。一名蛇粟。生川谷及田野。

《吴普》曰：蛇床，一名蛇珠（《御览》）。

《名医》曰：一名蛇粟，一名虺床，一名思盐，一名绳毒，一名枣棘，一名墙蘼，生临淄。五月采实，阴干。

【按】《广雅》云：蛇粟，马床，蛇床也。《尔雅》云：盱旭床。《淮南子·氾论训》云：乱人者，若蛇床之与麋芜。

地肤子

味苦，寒。主膀胱热，利小便，补中，益精气。久服耳目聪明、轻身、耐老。一名地葵（《御览》引云：一名地华，一名地脉。《大观本》无一名地华四字；脉，作麦，皆黑字）。生平泽及田野。

《名医》曰：一名地麦。生荆州。八月、十月采实，阴干。

【按】《广雅》云：地葵，地肤也。《列仙传》云：文宾服地肤。郑樵云：地肤曰落帚，亦曰地扫。《尔雅》云：荓，马帚，即此也。今人亦用为帚。

景天

味苦，平。主大热、火疮、身热烦、邪恶气。花，主女人漏下赤白、轻身、明目。一名戒火，一名慎火（《御览》引云：一名水母。《大观本》作黑字，水作火）。生川谷。

《名医》曰：一名火母，一名救火，一名据火。生太山。四月四日、七月七日采，阴干。

【按】陶弘景云：今人皆盆养之于屋上，云以辟火。

茵陈（《御览》作茵蒿）

味苦，平。主风、湿、寒、热邪气，热结黄疸。久服轻身、益气耐老（《御览》作能老）。生丘陵阪岸上。

　　《吴普》曰：因尘，神农、岐伯、雷公：苦，无毒；黄帝：辛，无毒；生田中，叶如蓝。十一月采（《御览》）。

　　《名医》曰：白兔食之仙。生太山。五月及立秋采，阴干。

　　【按】《广雅》云：因尘，马先也。陶弘景云：《仙经》云，白蒿，白兔食之，仙，而今茵陈乃云此，恐非耳。陈藏器云：茵陈，经冬不死，因旧苗而生，故名茵陈，后加蒿字也。据此，知旧作茵陈蒿，非。

　　【又按】《广雅》云：马先，疑即马新蒿，亦白蒿之类。

杜若

气味辛，微温。主胸胁下逆气，温中，风入脑户，头肿痛，多涕泪出。久服益精（《艺文类聚》引作益气）、明目轻身。一名杜衡（《艺文类聚》引作蘅，非）。生川泽。

《名医》曰：一名杜连，一名白连，一名白苓，一名若芝。生武陵及冤句。二月、八月采根，曝干。

【按】《说文》云：若，杜若，香草。《广雅》云：楚蘅，杜蘅也。《西山经》云：天帝之上有草焉，其状如葵，其臭如蘼芜，名曰杜蘅。《尔雅》云：杜，土卤。郭璞云：杜蘅也，似葵而香。《楚辞》云：采芳州兮杜若。《范子计然》云：杜若，生南郡汉中。又云：秦蘅，出于陇西天水。沈括

《补笔谈》云：杜若，即今之高良姜。后人不识，又别出高良姜条。

【按】《经》云：一名杜蘅，是《名医》别出杜蘅条，非也。蘅，正字，俗加草。

❀ 沙参

味苦，微寒。主血积惊气，除寒热，补中，益肺气。久服利人，一名知母。生川谷。

《吴普》曰：白沙参，一名苦心，一名识美，一名虎须，一名白参，一名志取，一名文虎。神农、黄帝、扁鹊：无毒；岐伯：咸；李氏：大寒。生河内川谷，或般阳渎山。三月生，如葵，叶青，实白如芥，根大白如芜菁。三月采（《御览》）。

《名医》曰：一名苦心，一名志取，一名虎须，一名白参,一名识美,一名文希。生河内及冤句、般阳续山。二月、八月采根,曝干。

【按】《广雅》云:苦心,沙参也。其蒿,青蘘也。《范子计然》云:白沙参,出洛阳白者,善。

白兔藿

味苦,平。主蛇虺,蜂虿,猘狗,菜、肉、蛊毒,鬼注。一名白葛。生山谷。

《吴普》曰:白兔藿,一名白葛谷(《御览》)。

《名医》曰:生交州。

【按】陶弘景云:都不闻有识之者,都富似葛耳。《唐本》注云:此草荆襄山谷大有,俗谓之白葛。

徐长卿

味辛，温。主鬼物百精，蛊毒疫疾，邪恶气，温疟。久服强悍轻身。一名鬼督邮。生山谷。

《吴普》曰：徐长卿，一名石下长卿。神农、雷公：辛。或生陇西。三月采（《御览》）。

《名医》曰：生太山及陇西。三月采。

【按】《广雅》云：徐长卿，鬼督邮也。陶弘景云：鬼督邮之名甚多，今俗用徐长卿者，其根正如细辛，小短扁扁尔，气亦相似。

石龙刍

味苦，微寒。主胸腹邪气，小便不利，淋闭，风湿，鬼注，恶毒。久服补虚羸，轻身，耳目聪明，延年。一名龙须，一名续断，一名龙珠。生山谷。

《吴普》曰：龙刍，一名龙多，一名龙须，一名续断，一名龙本，一名草毒，一名龙华，一名悬莞。神农、李氏：小寒；雷公、黄帝：苦，无毒；扁鹊：辛，无毒。生梁州。七月七日采（《御览》此条，误附续断）。

《名医》曰：一名龙华，一名悬莞，一名草毒。生梁州湿地。五月、七月采茎，曝干。

【按】《广雅》云：龙木，龙须也。《中山经》云：贾超之山，其中多龙修。郭璞云：龙须也，似莞而细。生山石穴中。茎列垂，可以为席。《别录》云：一名方宾。郑樵云：《尔雅》所为蘼鼠莞也。旧作荨，非。

薇衔

味苦，平。主风湿痹、历节痛、惊痫、吐舌、悸气、贼风、鼠瘘、痈肿。一名麋衔。生川泽。

《吴普》曰：薇蔼，一名麋蔼，一名无颠，一名承膏，一名丑，一名无心（《御览》）。

《名医》曰：一名承膏，一名承肌，一名无心，一名无颠。生汉中及冤句、邯郸，七月采茎、叶，阴干。

云实

味辛，温。主泄利（旧作痢，《御览》作泄利），肠澼，杀虫，蛊毒，去邪恶结气，止痛，除热。花，主见鬼精物；多食，令人狂走；久服，轻身、通神明。生川谷。

《吴普》曰：云实，一名员实，一名天豆。神农：辛，小温；黄帝：咸；雷公：苦。叶如麻，两两相值，高四五尺，大茎空中，六月花，八月、九月实，十月采（《御览》）。

《名医》曰：一名员实，一名云英，一名天豆。生河间。十月采，曝干。

【按】《广雅》云：天豆，云实也。

王不留行

味苦，平。主金疮，止血逐痛，出刺，除风痹内寒。久服轻身耐老（《御览》作能老），增寿。生山谷。

《吴普》曰：王不留行，一名王不流行。神农：苦，平；岐伯、雷公：甘。三月、八月采（《御览》）。

【按】郑樵云：王不留行，曰禁宫花，曰剪金花，叶似花，实作房。

升麻

味甘，辛（《大观本》作甘，平）。主解百毒，杀百精老物殃鬼，辟瘟疫瘴邪蛊毒，入口皆吐出；中恶腹痛，时气毒疠，头痛风热，风肿诸毒，喉痛口疮。久服不夭（《大观本》作：主解百毒，杀百精老物殃鬼，辟瘟疫瘴气、邪气虫毒。此用《御览》文）。一名周麻（《大观本》作周麻）。生山谷（旧作黑字，据《吴普》有云：神农：甘。则《本经》当有此，今增入）。

《吴普》曰：升麻；神农：甘（《御览》）。

《名医》曰：生益州，二月、八月采根，日干。

【按】　《广雅》云：周麻，升麻也（此据《御览》)。

青蘘

味甘，寒。主五脏邪气，风、寒、湿痹。益气，补脑髓，坚筋骨。久服耳目聪明、不饥、不老、增寿。巨胜苗也。生川谷（旧在米谷部，非）。

《吴普》曰：青蘘，一名梦神。神农：苦；雷公：甘（《御览》）。

《名医》曰：生中原。

【按】《抱朴子·仙药篇》云：《孝经·援神契》曰：巨胜延年。又云：巨胜，一名胡麻。饵服之，不老、耐风湿、补衰老也。

姑活

味甘，温。主大风邪气，湿痹寒痛。久服轻身、益寿、耐老。一名冬葵子（旧在《唐本退》中，无毒，今增）。

《名医》曰：生河东。

【按】《水经注》解县引《神农本草》云：地有固活、女疏、铜芸、紫菀之族也。陶弘景云：方药亦无用此者，乃有固活丸，即是野葛一名。此又名冬葵子，非葵菜之冬葵子，疗体乖异。

别羁

味苦，微温。主风、寒、湿痹，身重，四肢疼酸，寒邪历节痛。生川谷（旧在《唐本退》中，无毒，今增）。

《名医》曰：一名别枝，一名别骑，一名鳖羁。生蓝田。二月、八月采。

【按】陶弘景云：方家时有用处，今俗亦绝耳。

屈草

味苦微寒。主胸胁下痛，邪气，肠间寒热阴痹。久服轻身、益气、耐老（《御览》作补益、能老）。生川泽（旧在《唐本退》中，无毒，今增）。

《名医》曰：生汉中，五月采。

【按】陶弘景云：方药不复用，俗无识者。

淮木

味苦，平。主久咳上气，肠中虚羸，女子阴蚀、漏下赤白沃。一名百岁城中木。生山谷（旧在《唐本退》中，无毒，今增）。

《吴普》曰：淮木，神农、雷公：无毒。生晋平阳河东平泽。治久咳上气，伤中羸虚，补中益气

（《御览》）。

《名医》曰：一名炭木。生太山，采无时。

【按】李当之云：是樟树上寄生树，大衔枝在肌肉，今人皆以胡桃皮当之，非也。桐君云：生上洛，是木皮，状如厚朴，色似桂白，其理一纵一横，今市人皆削乃以厚朴，而无正纵横理，不知此复是何物，莫测真假，何者为是也。

上草，上品七十三种，旧七十二种。考六芝当为一；升麻当白字；米谷部误入青蘘；《唐本草》六种，姑活、屈草、淮木，皆当入此。

牡桂

气味辛，温，无毒。主上气咳逆，结气喉痹吐吸，利关节，补中益气。久服通神，轻身不老。生山谷。

《名医》曰：生南海。

【按】《说文》云：桂，江南木，百药之长，梫桂也。《南山经》云：招摇之山多桂。郭璞云：桂，叶似枇杷，长二尺余，广数寸。味辛，白花，丛生山峰，冬夏常青，间无杂木。《尔雅》云：梫，木桂。郭璞云：今人呼桂皮厚者，为木桂，及单名桂者，是也。一名肉桂，一名桂枝，一名桂心。

菌桂

气味辛，温，无毒。主百疾，养精神，和颜色，为诸药先聘通使。久服轻身不老，面生光华，媚好常如童子。生山谷。

《名医》曰：生交址桂林岩崖间。无骨，正圆如竹，立秋采。

【按】《楚辞》云：杂申椒与菌桂兮。王逸云：椒桂，皆香木；《列仙传》云：范蠡好服桂。

松脂

味苦温。主痈疽，恶疮，头疡，白秃，疥瘙风气。安五脏，除热。久服轻身不老、延年。一名松膏，一名松肪。生山谷。

《名医》曰：生太山。六月采。

【按】《说文》云：松木也，或作\<12\>。《范子计然》云：松脂，出陇西。松胶者，善。

槐实

味苦，寒。主五内邪气热，止涎唾，补绝伤，五痔，火疮，妇人乳瘕，子脏急痛。生平泽。

《名医》曰：生河南。

【按】《说文》云：槐木也。《尔雅》云：櫰，槐大叶而黑。郭璞云：槐树叶大色黑者，名为櫰。又守宫槐叶，昼聂宵炕。郭璞云：槐叶，昼日聂合，而夜炕布者，名为守宫槐。

枸杞

味苦，寒。主五内邪气，热中消渴，周痹。久服坚筋骨、轻身、不老（《御览》作耐老）。一名杞根，一名地骨，一名枸忌，一名地辅。生平泽。

《吴普》曰：枸杞，一名枸已，一名羊乳（《御览》）。

《名医》曰：一名羊乳，一名却暑，一名仙人杖，一名西王母杖。生常山及诸丘陵阪岸。冬采根，春夏采叶，秋采茎实，阴干。

【按】《说文》云：继，枸杞也；杞，枸杞也。《广雅》云：地筋，枸杞也。《尔雅》云：杞，枸檵。郭璞云：今枸杞也。《毛诗》云：集子苞杞。《传》云：杞，枸檵也。陆玑云：苦杞秋熟，正赤，服之轻身益气；《列仙传》云：陆通食橐卢木实。《抱朴子·仙药篇》云：象紫，一名托卢是也，或名仙人杖，或云西王母杖，或名天门精，或名却老，或名地骨，或名枸杞也。

柏实

味甘，平。主惊悸，安五脏，益气，除湿痹。久服令人悦泽美色，耳目聪明，不饥不老，轻身延年。生山谷。

《名医》曰：生太山，柏叶尤良。田四时各依方面采，阴干。

【按】《说文》云：柏，鞠也。《广雅》云：栝，柏也。《尔雅》云：柏，椈熟。郭璞云：《礼记》曰：鬯，日以椈。《范子计然》云：柏脂，出三辅。上升价七千；中三千一斗。

茯苓

味甘，平。主胸胁逆气（《御览》作疝气），忧恚，惊邪恐悸，心下结痛，寒热烦满，咳逆，止口焦舌干。利小便。久服安魂魄、养神、不饥、延年。一名茯菟（《御览》作茯神。案：元本云：其有抱根者，名茯神。作黑字）。生山谷。

《吴普》曰：茯苓通神。桐君：甘；雷公、扁鹊：甘，无毒。或生茂州大松根下，入地三丈一尺。二月、七月采（《御览》）。

《名医》曰：其有抱根者，名茯神。生太山大松下。二月、八月采，阴干。

【按】《广雅》云：茯神，茯苓也。《范子计然》云：茯苓，出嵩高三辅。《列仙传》云：昌容采茯苓，饵而食之。《史记》褚先生云：《传》曰，下有伏灵，上有兔丝。所谓伏灵者，在兔丝之下，状似飞鸟之形。伏灵者，千岁松根也，食之不死。《淮南子·说林训》云：茯苓掘，兔丝死。旧作茯，非。

榆皮

味甘，平。主大小便不通，利水道，除邪气。久服轻身、不饥。其实尤良。一名零榆。生山谷。

《名医》曰：生颍川。三月采皮，取白，曝干；八月采实。

【按】《说文》云：榆，白枌，榆也。《广雅》云：柘榆，梗榆也。《尔雅》云：榆，白枌。郭璞云：枌榆，先生叶，却着荚，皮色白，又莁茎。郭璞云：令云刺榆。《毛诗》云：东门之枌；《传》云：枌，白榆也。又山有蕻。《传》云：枢，茎也。陆玑云：其针刺如柘，其叶如榆，渝为茹，美滑如白榆之类，有十种，叶皆相似，皮及木理异矣。

酸枣

味酸，平。主心腹寒热，邪结气聚，四肢酸疼，湿痹。久服安五脏，轻身延年。生川泽。

《名医》曰：生河东。八月采实，阴干，四十日成。

【按】《说文》云：樲，酸枣也。《尔雅》云：樲，酸枣。郭璞云：味小实酢。孟子云：养其樲棘。赵岐云：樲棘，小棘，所谓酸枣是也。

🌾 蘗木

味苦，寒。主五脏、肠胃中结热，黄疸，肠痔，止泄利，女子漏下赤白，阴阳蚀疮。一名檀桓。生山谷。

《名医》曰：生汉中及永昌。

【按】《说文》云：檗，黄木也，蘗木也。《司马相如赋》：有蘗。张揖云：檗木，可染者。颜师古云：蘗，黄薜也。

干漆

味辛，温，无毒。主绝伤，补中，续筋骨，填髓脑，安五脏，五缓六急，风寒湿痹。生漆，去长虫。久服，轻身耐老。生川谷。

《名医》曰：生汉中，夏至后采，干之。

【按】《说文》云：桼木汁可以䰋物。象形，桼如水滴而下，以漆为漆水字。《周礼》载师云：漆林之征。郑元云：故书漆林为桼林。杜子春云：当为漆林。

五加皮

味辛，温。主心腹疝气，腹痛，益气疗躄，小儿不能行，疽疮阴蚀。一名豺漆。

《名医》曰：一名豺节。生汉中及冤句。五月、十月采茎，十月采根，阴干。

【按】《大观本草》引东华真人《煮石经》云：舜常登苍梧山曰：厥金玉之香草，朕则偃息正道，此乃五加也。鲁定公母单服五加酒，以致不死。

蔓荆实

味苦，微寒。主筋骨间寒热湿痹、拘挛。明目坚齿，利九窍，去白虫。久服轻身、耐老，小荆实亦等。生山谷。

《名医》曰：生河间、南阳、冤句，或平寿都乡，高岸上，及田野中。八月、九月采实，阴干。

【按】《广雅》云：牡荆，蔓荆也。《广志》云：楚荆也。牡荆，蔓荆也。据牡、曼声相近，故《本经》于蔓荆，不载所出州土，以其见牡荆也。今或别为二条，非。

❀辛夷

味辛，温。主五脏，身体寒风，头脑痛，面䵟。久服下气、轻身、明目、增年、耐老。一名辛矧（《御览》作引），一名侯桃，一名房木。生川谷。

《名医》曰：九月采实，曝干。

【按】《汉书·扬雄赋》云：列新雉于林薄。师古云：新雉，即辛夷耳。为树甚大，其木，枝叶皆芳，一名新矧。《史记·司马相如传》：杂以流夷。注《汉书音义》曰：流夷，新夷也。陶弘景云：小时气辛香，即《离骚》所呼辛夷者。陈藏器云：初发如笔，北人呼为木笔，其花最早，南人呼为迎春。

【按】唐人名为玉蕊，又曰玉兰。

桑上寄生

味苦，平。主腰痛，小儿背强，痈肿，安胎，充肌肤，坚发齿，长须眉。其实，明目，轻身通神。一名寄屑，一名寓木，一名宛童。生川谷。

《名医》曰：一名茑。生宏农桑树上，三月三日，采茎，阴干。

【按】《说文》云：茑，寄生也。《诗》曰：茑与女萝，或作樢。《广雅》云：宛童，寄生樢也。又寄屏，寄生也。《中山经》云：龙山上多寓木。郭璞云：寄生也。《尔雅》云：寓木宛童。郭璞云：寄生树，一名茑。《毛诗》云：茑与女萝。《传》云：茑，寄生山也。陆玑云：茑，一名寄生。叶似当卢，子如覆盆子，赤黑甜美。

杜仲

味辛，平。主腰脊痛，补中，益精气，坚筋骨，强志，除阴下痒湿，小便余沥。久服轻身耐老。一名思仙。生山谷。

《吴普》曰：杜仲，一名木绵，一名思仲（《御览》）。

《名医》曰：一名思仲，一名木绵。生上虞及上党、汉中。二月、五月、六月、九月采皮。

【按】《广雅》云：杜仲，曼榆也。《博物志》云：杜仲，皮中有丝，折之则见。

女贞

味苦，平。主补中，安五脏，养精神，除百疾。久服肥健、轻身、不老。生山谷。

《名医》曰：生武陵，立冬采。

【按】《说文》云：桢，刚木也。《东山经》云：太山上多桢木。郭璞云：女桢也，叶冬不凋。《毛诗》云：南山有杞。陆玑云：木杞，其树如樗（陈藏器作栗），一名狗骨，理白滑，其子为木虱子，可合药。《司马相如赋》：有女贞。师古曰：女贞树，冬夏常青，未尝凋落，苦有节操，故以名焉。陈藏器云：冬青也。

木兰

味苦，寒。主身大热在皮肤中，去面热、赤疱、酒皶，恶风癫疾，阴下痒湿，明耳目。一名林兰。生川谷。

《名医》曰：一名杜兰，皮似桂而香。生零陵及太山。十二月采皮，阴干。

【按】《广雅》云：木栏，桂栏也。刘逵注《蜀都赋》云：木兰，大树也，叶似长生，冬夏荣，常以冬华。其实如小柿，甘美。南人以为梅，其皮可食。颜师古注《汉书》云：皮似椒而香，可作面膏药。

蕤核

味甘，温。主心腹邪气，明目，目赤痛伤，泪出。久服轻身、益气、不饥。生川谷。

《吴普》曰：蕤核，一名蕤。神农、雷公：甘，平，无毒。生池泽。八月采。补中，强志，明目，久服不饥（《御览》）

《名医》曰：生函谷，及巴西。

【按】《说文》云：樱，白樱，棫。《尔雅》云：棫，白樱。郭璞云：棫，小木，丛生有刺，实如耳珰，紫赤可啖。《一切经音义》云：本草作薞，今樱核是也。

橘柚

味辛，温。主胸中瘕热逆气，利水谷。久服去臭、下气、通神。一名橘皮。生川谷（旧在果部，非）。

《名医》曰：生南山、江南。十月采。

【按】《说文》云：橘果，出江南，柚条也。似橙而酢。《尔雅》云：柚条。郭璞云：似橙实酢，生江南。禹贡云：厥包，橘柚。伪孔云：大曰橘，小曰柚。《列子·汤问篇》云：吴楚之国有木焉，其名为櫨，碧树而冬生，实丹而味酸，食其皮汁，已愤厥之疾。《司马相如赋》：有橘柚；张揖曰：柚，即橙也，似橘而大，味酢皮厚。

上木，上品二十种，旧一十九种，考果部，橘柚当入此。

发髲

味苦，温。主五癃，关格不通，利小便水道，疗小儿惊，大人痓，仍自还神化。

【按】《说文》云：发根也，髲鬓也，鬓髲也，或作髲。《毛诗》云：不屑，髢也；《笺》云：髢，髲也。《仪礼》云：主妇被锡，注云：被锡，读为髲鬓，古者或剔贱者、刑者之发，以被妇人之紒为饰，因名髲鬓焉。李当之云：是童男发，据汉人说：发髪，当是剃荆人发，或童男发。《本经》不忍取人发用之，故用剃余也。方家至用天灵盖，害及枯骨，卒不能治病。古人所无矣。

上人一种，旧同。

▲ 龙骨

味甘，平，无毒。主心腹鬼注，精物老魅，咳逆、泄痢脓血，女子漏下，癥瘕坚结，小儿热气惊痫。齿：主小儿、大人惊痫癫疾狂走，心下结气，不能喘息，诸痉，杀精物。久服轻身通神明、延年。生山谷。

《吴普》曰：龙骨，生晋地山谷阴，大水所过处，是龙死骨也。青白者，善。十二月采，或无时。龙骨，畏干漆、蜀椒、理石。龙齿，神农、李氏：

大寒，治惊痫，久服，轻身（《御览》《大观本》节文）。

《名医》曰：生晋地及太山岩水岸土穴中死龙处，采无时。

【按】《范子计然》云：龙骨，生河东。

麝香

味辛，温。主辟恶气，杀鬼精物，温疟，蛊毒，痫痉，去三虫。久服除邪，不梦寤魇寐。生川谷。

《名医》曰：生中台及益州、雍州山中。春风取之，生者益良。

【按】《说文》云：麝，如小麋，脐有香，黑色獐也（《御览》引多三字）。《尔雅》云：麝父麇足。郭璞云：脚似麇，有香。

牛黄

味苦，平。主惊痫，寒热，热盛狂痓，除邪逐鬼。生平泽。

《吴普》曰：牛黄味苦无毒。牛出入呻（《御览》作鸣吼）者有之，夜有光（《御览》作夜视有光），走（《御览》有牛字），角中，牛死入胆中，如鸡子黄（汉后书延笃传注）。

《名医》曰：生晋地。于牛得之，即阴干。百日，使时躁，无令见日月光。

熊脂

味甘，微寒。主风痹不仁，筋急，五脏腹中积聚，寒热羸瘦，头疡白秃，面皯疱。久服强志、不饥、轻身。生山谷。

《名医》曰：生雍州。十一月取。

【按】《说文》云：熊兽似豕，山居，冬蛰。

白胶

气味甘，平。主伤中劳绝，腰痛，羸瘦，补中益气，妇人血闭无子，止痛、安胎。久服轻身、延年。一名鹿角胶。

《名医》曰：生云中，煮鹿角作之。

【按】《说文》云：胶，昵也。作之以皮。《考工记》云：鹿胶青白，牛胶火赤。郑云：皆谓煮，用其皮，或用角。

阿胶

气味甘，平。主心腹内崩，劳极洒洒如疟状，腰腹痛，四肢酸疼，女子下血，安胎。久服轻身、益气，一名傅致胶。

《名医》曰：生东平郡，煮牛皮作之。出东阿。

【按】二胶，《本经》不着所出，疑《本经》但作胶，《名医》增白字、阿字，分为二条。

上兽，上品六种，旧同。

丹雄鸡

味甘，微温。主女人崩中漏下，赤白沃，补虚温中，止血，通神，杀毒，辟不祥。头：主杀鬼，东门上者尤良。肪：主耳聋。肠：主遗溺。膍胵裹黄皮：主泄利。矢白：主消渴，伤寒，寒热。黑雌鸡：主风寒湿痹，五缓六急，安胎。翮羽：主下血闭。鸡子：主除热，火疮痫痓，可作虎魄，神物。鸡白蠹：肥脂。生平泽。

《吴普》曰：丹鸡卵，可作琥珀（《御览》）。

《名医》曰：生朝鲜。

【按】《说文》云：鸡，知时畜也，籀文作鸡。肪，肥也。肠，大小肠也。膍，鸟胵。胵，鸟胃也。屎，粪也。翮，羽茎也。羽，鸟长毛也，此作肶省文。尿即屎字，古文，从，亦屎假音字也。

雁肪

味甘，平。主风挛拘急，偏枯，气不通利。久服益气、不饥、轻身、耐老。一名鹜肪。生池泽。

《吴普》曰：雁肪，神农、岐伯、雷公：甘，无毒（《御览》有鹜肪二字，当作一名鹜肪），杀诸石药毒（《御览》引云：采无时）。

《名医》曰：生江南，取无时。

【按】　《说文》云：雁，鹅也。鶩，舒凫也。《广雅》云：鸣鹅，仓鸣雁也。凫，鶩鸭也。《尔雅》云：舒雁，鹅。郭璞云：《礼记》曰：出如舒雁，今江东呼鳴。又舒凫，鶩，郭璞云：鸭也。《方言》云：雁自关而东，谓之鸣鹅；南楚之外，谓之鹅，或谓之仓鸣。据《说文》云：别有雁，以为鸿雁字，无鸭字，鸭，即雁之急音，此雁肪，即鹅鸭脂也。当作雁字。《名医》不晓，别出鶩肪条，又出白鸭鹅条，反疑此为鸿雁，何其谬也。陶苏皆乱说之。

上禽，上品二种。旧同。

石蜜

味甘，平。主心腹邪气，诸惊痫痓，安五脏诸

不足，益气补中，止痛解毒，除众病，和百药。久
服强志轻身、不饥不老。一名石饴。生山谷。

《吴普》曰：石蜜，神农、雷公：甘，气平。生
河源或河梁（《御览》又一引云：生武都山谷）。

《名医》曰：生武都河源及诸山石中。色白如膏
者，良。

【按】《说文》云：蜜蜂，甘饴也。一曰螟子，
或作蜜。《中山经》云：平逢之山多沙石，实唯蜂蜜
之庐。郭璞云：蜜，赤蜂名。《西京杂记》云：南越
王献高帝石蜜五斛。《玉篇》云：蝇螽，甘饴也。苏
恭云：当去石字。

蜂子

味甘，平。主风头，除蛊毒，补虚羸伤中。久

服令人光泽、好颜色，不老。大黄蜂子：主心腹胀满痛，轻身益气。土蜂子：主痈肿。一名蜚零。生山谷。

《名医》曰：生武都。

【按】《说文》云：蜂，飞虫螫人者。古文省作蜂。《广雅》云：蠓螉，蜂也。又土蜂，蜓螉也。《尔雅》云：土蜂，郭璞云：今江南大蜂。在地中作房者为土蜂，啖其子即马蜂，今荆巴间呼为蟺。又木蜂，郭璞云：似土蜂而小，在树上作房，江东亦呼为木蜂，又食其子。《礼记·檀弓》云：范，则冠。郑云：范，蜂也。《方言》云：蜂，燕赵之间，谓之蠓螉，其小者，谓之蚳螉，或谓之蚴蜕；其大而蜜，谓之壶蜂。郭璞云：今黑蜂，穿竹木作孔，亦有蜜者，或呼笛师。

【按】蜂，名为范者，声相近，若《司马相如赋》以泛为枫，《左传》沨沨即汛汛也。

蜜蜡

味甘，微温。主下利脓血，补中，续绝伤金疮。益气、不饥、耐老。生山谷。

《名医》曰：生武都蜜房木石间。

【按】《西京杂记》云：南越王献高帝蜜蜡二百枚。《玉篇》云：蜡，蜜滓。陶弘景云：白蜡生于蜜中，故谓蜜蜡。《说文》无蜡字。张有云：腊，别蜡，非。旧作蜡，今据改。

牡蛎

味咸，平。主伤寒寒热，温疟洒洒，惊恚怒气，除拘缓鼠瘘，女子带下赤白。久服强骨节、杀邪气、延年。一名蛎蛤，生池泽。

《名医》曰：一名牡蛤。生东海。采无时。

【按】《说文》云：蛎，蚌属，似螊，微大，出海中，今民食之。读苦赖。又云：蜃属，有三，皆生于海。蛤厉，千岁雀所化，秦谓之牡蛎。

龟甲

味咸，平。主漏下赤白，破癥瘕，痎疟，五痔，阴蚀，湿痹，四肢重弱，小儿囟不合。久服轻身不饥。一名神屋。生池泽。

《名医》曰：生南海及湖水中。采无时。

【按】《广雅》云：介，龟也。高诱注《淮南》云：龟壳，龟甲也。

桑螵蛸

味咸，平。主伤中，疝瘕，阴痿，益精生子，女子血闭腰痛，通五淋，利小便水道。一名蚀肬，生桑枝上。采，蒸之。

《吴普》曰：桑蛸条，一名（今本脱此二字）蚀疣，一名害焦，一名致。神农：咸，无毒（《御览》）。

《名医》曰：螳螂子也。二月、三月采，火炙。

【按】《说文》云：蜱，蜱蛸也。或作蜱蛸。虫蛸，螳螂子。《广雅》云：蟳蟭，乌洟，冒焦，螵蛸也。《尔雅》云：不过螳蠰，其子蜱蛸。郭璞云：一名蟳焦，螳蠰卵也。《范子计然》云：螵蛸，出三辅，上价三百。旧作螵，声相近，字之误也。《玉篇》云：蜱，同螵。

🌿 海蛤

味苦，平。主咳逆上气，喘息烦满，胸痛寒热。一名魁蛤。

《吴普》曰：海蛤，神农：苦；岐伯：甘；扁鹊：咸。大节头有文，文如磨齿。采无时。

《名医》曰：生南海。

【按】《说文》云：蛤，蜃属。海蛤者，百岁燕所化；魁蛤，一名复累老服翼所化。《尔雅》云：魁陆。郭璞云：《本草》云：魁，状如海蛤，圆而厚朴，有理纵横，即今之蚶也。《周礼》鳖人供蠯。郑司农云：蠯，蛤也。杜子春云：蠯，蚌也。《周书》王会云：东越海蛤。孔晁云：蛤，文蛤。

【按】《名医》别出海蛤条，云一名魁陆，一名活东，非。

文蛤

主恶疮，蚀（《御览》作除阴蚀）五痔（《御览》下有大孔出血。《大观本》作黑字）。

《名医》曰：生东海，表有文。采无时。

蠡鱼　　（《初学记》引作鳢鱼）

味甘，寒。主湿痹，面目浮肿，下大水。一名鲖鱼。生池泽。

《名医》曰：生九江。采无时。

【按】《说文》云：鳢，鲖也。鲖，鳢也。读若绮枕。《广雅》云：鲖，鳢鲖也。《尔雅》云：鳢。郭璞云：鲖也。《毛诗》云：鲂鳢。《传》云：鳢鲖也。据《说文》云：鳢，鲭也。与鳢不同。而毛苌、郭璞以鲷释鳢，与许不合。然《初学记》引此亦作鳢，盖二字音同，以致讹舛，不可得详。《广雅》又作鲡，亦音为讹。又《广志》云：豚鱼，一名鲖（《御览》），更异解也。又陆玑云：鳢，即鲍鱼也，似鲡，狭厚。今京东人犹呼鳢鱼。又《本草衍义》曰：蠡鱼，今人谓之黑鲤鱼，道家以为头有星为厌，据此诸说，若作鲤字，《说文》所云鲖，《广志》以为江豚，《本草衍义》以为黑鲤鱼；若作鲤字，《说文》以为鳟，《广雅》以为鳗鲡，陆玑以为鲍鱼，说各不同，难以详究。

鲤鱼胆

味苦，寒。主目热赤痛青盲，明目。久服强悍、益志气。生池泽。

《名医》曰：生九江。采无时。

【按】《说文》云：鲤，鳣也；鳣，鲤也。《尔雅》云：鲤鳣。舍人云：鲤，一名鳣。郭璞注鲤云：今赤鲤鱼；注鳣云：大鱼似鲟。《毛诗》云：鳣鲔发发。《传》云：鳣，鲤也。据此，知郭璞别为二，非矣。《古今注》云：兖州人呼赤鲤为赤骥，谓青鲤为青马，黑鲤为元驹，白鲤为白骐，黄鲤为黄雉。

上虫、鱼，上品一十种，旧同。

藕实茎

味甘，平。主补中养神，益气力，除百疾。久服轻身、耐老、不饥、延年。一名水芝丹。生池泽。

《名医》曰：一名莲，生汝南。八月采。

【按】《说文》云：藕，夫渠根；莲，夫渠之实也；茄，夫渠茎。《尔雅》云：荷，芙渠。郭璞云：别名芙蓉，江东呼荷；又其茎，茄；其实，莲。郭璞云：莲，谓房也，又其根，藕。

　　大枣

　　味甘，平。主心腹邪气，安中养脾肋十二经，平胃气，通九窍，补少气、少津液、身中不足，大惊，四肢重，和百药。久服轻身、长年。叶覆麻黄，能令出汗。生平泽。

　　《吴普》曰：枣主调中，益脾气，令人好颜色，美志气（《大观本草》引《吴氏本草》）。

　　《名医》曰：一名干枣，一名美枣，一名良枣。八月采，曝干。生河东。

　　【按】《说文》云：枣，羊枣也。《尔雅》云：

遵羊枣。郭璞云：实小而圆，紫黑色，今俗呼之为羊矢枣。又洗大枣，郭璞云：今河东猗氏县出大枣也，如鸡卵。

葡萄

味甘，平。主筋骨湿痹，益气、倍力、强志、令人肥健、耐饥、忍风寒。久食、轻身、不老、延年。可作酒。生山谷。

《名医》曰：生陇西五原敦煌。

【按】《史纪·大宛列传》云：大宛左右，以葡萄为酒，汉使取其实来，于是天子始种苜蓿、葡萄、肥饶地，或疑此《本经》不合有葡萄，《名医》所增，当为黑字。然《周礼》场人云：树之果蓏，珍异之物。郑元云：珍异，葡萄、枇杷之属，则古中国本有此，大宛种类殊常，故汉特取来植之。旧作葡，据《史记》作蒲。

蓬蘽

味酸，平。主安五脏，益精气，长阴令坚，强志倍力，有子。久服轻身、不老。一名覆盆。生平泽。

《吴普》曰：缺盆，一名决盆（《御览》）。《甄氏本草》曰：覆盆子，一名马瘘，一名陆荆（同上）。

《名医》曰：一名陵蘽，一名阴药。生荆山及冤句。

【按】《说文》云：蘽，木也；茥，缺盆也。《广雅》云：蕻盆，陆英，莓也。《尔雅》云：茥，蕻盆。郭璞云：覆盆也，实似莓而小，亦可食。《毛诗》云：葛苗苗之。陆玑云：一名巨瓜，似燕薁，亦连蔓，叶似艾，白色，其子赤，可食。《列仙传》云：昌容食蓬蔂根。李当之云：即是人所食莓。陶弘景云：蓬蔂，是根名；覆盆，是实名。

鸡头实

味甘，平。主湿痹，腰脊膝痛，补中，除暴疾，益精气，强志，令耳目聪明。久服轻身不饥、耐老神仙。一名雁喙实。生池泽。

《名医》曰：一名芡，生雷泽。八月采。

【按】《说文》云：芡，鸡头也。《广雅》云：茷芡，鸡头也。《周礼》笾人：加笾之实芡。郑元云：芡，鸡头也。《方言》云：茷芡，鸡头也，北燕谓之茷；青徐淮泗之间谓之芡；南楚江湘之间谓之鸡头，或谓之雁头，或谓之乌头。《淮南子·说山训》云：鸡头，已瘘。高诱云：水中芡，幽州谓之雁头。《古今注》云：叶似荷而大，叶上蹙绉如沸，实有芒刺，其中有米，可以度饥，即今茑子也。

上果，上品五种。旧六种。今以橘、柚入木。

胡麻

味甘，平。主伤中虚羸，补五内（《御览》作藏），益气力，长肌肉，填髓脑。久服轻身不老。一名巨胜。叶，名青蘘。生川泽。

《吴普》曰：胡麻，一名方金。神农、雷公：甘，无毒。一名狗虱，立秋采。

《名医》曰：一名狗虱，一名方茎，一名鸿藏，生上党。

【按】《广雅》云：狗虱，巨胜，藤苰，胡麻也。《孝经·援神契》云：钜胜延年。宋均云：世以钜胜为苟杞子。陶弘景云：本生大宛，故曰胡麻。

【按】《本经》已有此，陶说非也。且与麻蕡并列，胡之言大，或以叶大于麻，故名之。

麻蕡

味辛，平。主五劳七伤，利五脏，下血，寒气。多食，令人见鬼狂走；久服通神明、轻身。一名麻勃。麻子：味甘，平。主补中益气，肥健、不老、神仙。生川谷。

《吴普》曰：麻子中仁，神农、岐伯：辛；雷公、扁鹊：无毒。不欲牡蛎、白薇，先藏地中者，食，杀人。麻蓝，一名麻蕡，一名青欲，一名青葛。

神农：辛；岐伯：有毒；雷公：甘。畏牡蛎、白薇。
叶上有毒，食之杀人。麻勃，一名花。雷公：辛，
无毒。畏牡蛎（《御览》）。

《名医》曰：麻勃，此麻花上勃勃者。七月七日
采，良。子，九月采。生太山。

【按】《说文》云：麻与枲同，人所治在屋下，
枲麻也，蒴枲实也，或作黀苧，麻母也。莩，芋也，
以贲为杂香草。《尔雅》云：黂，枲实，枲麻。孙炎
云：黂麻子也。郭璞云：别二名，又芋，麻母，郭
璞云：苴，麻盛子者。《周礼》逬朝事之逬，其实
蒉。郑云：黂，枲实也。郑司农云：麻麻曰黂。《淮
南子·齐俗训》云：胡人见黂，不知其可以为布。
高诱云：黂，麻实也。据此则弘景以为牡麻无实，

非也。《唐本》以为麻实，是。

上米、谷，上品二种。旧三种。今以青襄入草。

冬葵子

味甘，寒。主五脏六腑寒热、羸瘦、五癃、利小便。久服坚骨、长肌肉、轻身、延年。

《名医》曰：生少室山。十二月采之。

【按】《说文》云：䕬，古文终，葵菜也。《广雅》云：菺，葵也，考䕬与终形相近，当即《尔雅》蒶葵。《尔雅》云：蒶葵，繁露。郭璞云：承露也，大茎小叶，华紫黄色。《本草图经》云：吴人呼为繁露，俗呼胡燕支，子可妇人涂面及作口脂。

【按】《名医》别有落葵条，一名繁露，亦非也。陶弘景以为终冬至春作子，谓之冬葵，不经甚矣。

芡实

味甘，寒。主青盲，明目，除邪，利大小便，去寒热。久服益气力，不饥，轻身。一名马芡。

《名医》曰：一名葳实。生淮阳及田中，叶如蓝。十一月采。

【按】《说文》云：芡，鸡头也。《尔雅》云：薂，芡。郭璞云：今芡叶之赤茎者。李当之云：芡实，当是今白芡。《唐本》注云：赤芡，一名蘧，今名葳实，字误。

瓜蒂

味苦，寒。主大水身面四肢浮肿，下水，杀蛊毒，咳逆上气，及食诸果不消，病在胸腹中，皆吐下之。生平泽。

《名医》曰：生嵩高。七月七日采，阴干。

【按】《说文》云：瓜，瓜也，象形；蒂，瓜当也。《广雅》云：水芝，瓜也。陶弘景云：甜瓜蒂也。

瓜子

味甘，平。主令人悦泽，好颜色，益气不饥。久服轻身、耐老。一名水芝（《御览》作土芝）。生平泽。

《吴普》曰：瓜子，一名瓣，七月七日采，可作面脂（《御览》）。

《名医》曰：一名白瓜子。生嵩高。冬瓜仁也。八月采。

【按】《说文》云：瓣，瓜中实。《广雅》云：冬瓜瓤也，其子谓之瓤。陶弘景云：白，当为甘，旧有白字。据《名医》云：一名白瓜子，则本名当无。

苦菜

味苦，寒。主五脏邪气，厌谷胃痹。久服安心益气，聪察少卧，轻身耐老。一名荼草，一名选。生川谷。

《名医》曰：一名游冬。生益州山陵道旁，凌冬不死，三月三日采，阴干。

【按】《说文》云：荼，苦菜也。《广雅》云：游冬，苦菜也。《尔雅》云：荼，苦菜；又槚，苦荼。郭璞云：树小如栀子，冬生叶，可煮作羹，今呼早采者为茶，晚取者为茗，一名荈，蜀人名之苦菜。陶弘景云：此即是今茗，茗，一名荈，又令人不眠，亦凌冬不凋而兼其止。生益州。《唐本》注驳之，非矣。选与荈，音相近。

上菜，上品五种。旧同。

卷二　中经

中药一百二十种为臣，主养性以应人。无毒、有毒，斟酌其宜。欲遏病补羸者，本中经。

雄黄、石流黄、雌黄、水银、石膏、慈石、凝水石、阳起石、孔公孽、殷孽、铁精、理石、长石、肤青（上玉、石，中品十四种，旧十六种）。

干姜、枲耳实、葛根、栝楼根、苦参、当归、麻黄、通草、芍药、蠡实、瞿麦、元参、秦艽、百合、知母、贝母、白芷、淫羊藿、黄芩、狗脊、石龙芮、茅根、紫菀、紫草、败酱、白鲜、酸浆、紫参、藁本、石韦、萆薢、白薇、水萍、王瓜、地榆、海藻、泽兰、防己、款冬花、牡丹、马先蒿、积雪草、女菀、王孙、蜀羊泉、爵床、假苏、翘根（上草，中品四十九种，旧四十六种）。桑根白皮、竹叶、吴茱萸、栀子、芜荑、枳实、厚朴、秦皮、秦菽、山茱萸、紫葳、猪苓、白棘、龙眼、松萝、卫矛、合欢（上木，中品一十七种，旧同）。

白马茎、鹿茸、牛角䚡、羖羊角、牡狗阴茎、羚羊角、犀角（上兽，中品七种，旧同）。

燕屎、天鼠屎（上禽，中品二种，旧三种）。

猬皮、露蜂房、鳖甲、蟹、柞蝉、蛴螬、乌贼鱼骨、白僵蚕、蛇鱼甲、樗鸡、蛞蝓、石龙子、木虻、蜚虻、蜚蠊、䗪虫、伏翼（上虫、鱼，中品一十七种，旧十六种）。

梅实（上果，中品一种，旧同）。

大豆黄卷、赤小豆、粟米、黍米（上米，谷，中品三种，旧二种）。

蓼实、葱实、薤、水苏（上菜，中品三种，旧同）。

雄黄

味苦、平、寒。主寒热，鼠瘘恶疮，疽痔死肌，杀精物、恶鬼、邪气、百虫毒肿，胜五兵。炼食之，轻食神仙。一名黄食石。生山谷。

《吴普》曰：雄黄，神农：苦，山阴有丹雄黄，生山之阳，故曰雄，是丹之雄，所以名雄黄也。

《名医》曰：生武都敦煌山之阳。采无时。

【按】《西山经》云：高山其下多雄黄。郭璞云：晋太兴三年，高平郡界有山崩，其中出数千斤雄黄。《抱朴子·仙药篇》云：雄黄，当得武都山所出者，纯而无杂，其赤如鸡冠，光明晔晔，乃可用耳；其但纯黄似雄黄，色无赤光者，不任以作仙药，可以合理病药耳。

❦ 石流黄 　（流，旧作硫。《御览》引作流，是）

味酸，温。主妇人阴蚀，疽痔恶血，坚筋骨，除头秃，能化金、银、铜、铁奇物（《御览》引云：石流青，白色，主益肝气明目；石流赤，生羌道山谷）。生山谷。

《吴普》曰：硫黄一名石留黄；神农、黄帝、雷公：咸，有毒；医和、扁鹊：苦，无毒。或生易阳，或河西。或五色，黄，是潘水石液也（潘，即矾古字），烧令有紫焰者。八月、九月采，治妇人血结

（《御览》云：治妇人绝阴，能合金、银、铜、铁）。

《名医》曰：生东海牧羊山，及太山河西山。矾石液也。

【按】《范子计然》云：石流黄，出汉中。又云：刘冯饵石流黄而更少。刘逵注《吴都赋》云：流黄，土精也。

雌黄

味辛，平。主恶疮、头秃、痂疥，杀毒虫虱，身痒，邪气诸毒。炼之久服，轻身增年、不老。生山谷。

《名医》曰：生武都，与雄黄同山生。其阴山有金，金精熏，则生雌黄。采无时。

水银

味辛，寒。主疥、瘘、痂、疡、白秃，杀皮肤中虱，堕胎，除热，杀金、银、铜、锡毒。熔化还复为丹，久服神仙不死。生平土。

《名医》曰：一名汞。生符陵。出于丹砂。

【按】《说文》云：澒，丹沙所化为水银也。《广雅》云：水银谓之汞。《淮南子·地形训》云：白澒，九百岁，生白澒；白䃭，九百岁，生百金。高诱云：白澒，水银也。

石膏

味辛，微寒。主中风、寒热，心下逆气惊喘，口干舌焦不能息，腹中坚痛，除邪鬼，产乳，金疮。生山谷。

《名医》曰：一名细石。生齐山及齐卢山、鲁蒙山。采无时。

慈石

味辛，寒。主周痹、风湿，肢节中痛，不可持物，洗洗酸𤺌，除大热烦满及耳聋。一名玄石，生山谷。

《吴普》曰：慈石，一名磁君。

《名医》曰：一名处石。生太山及慈山山阴；有铁处，则生其阳。采无时。

【按】《北山经》云：灌题之山，其中多磁石。郭璞云：可以取铁。《管子·地数篇》云：山上有慈石者，不必有铜。《吕氏春秋·精通篇》云：慈石召铁。《淮南子·说山训》云：慈石能引铁，只作慈，旧作磁，非。《名医》别出元石条，亦非。

凝水石

味辛，寒。主身热，腹中积聚，邪气，皮中如火烧，烦满。水饮之，久服不饥。一名白水石。生山谷。

《吴普》曰：神农：辛；岐伯、医和、扁鹊：甘，无毒；李氏：大寒。或生邯郸。采无时。如云母色（《御览》引云：一名寒水石）。

《名医》曰：一名寒水石，一名凌水石，盐之精也。生常山，又中水县邯郸。

【按】《范子计然》云：凝水石，出河东，色泽者，善。

阳起石

味咸，微温。主崩中漏下，破子脏中血，癥瘕结气，寒热腹痛，无子，阴痿不起（《御览》引作阴阳不合），补不足（《御览》引有句挛二字）。一名白石。生山谷。

《吴普》曰：阳起石，神农、扁鹊：酸，无毒；桐君、雷公、岐伯：咸，无毒；李氏：小寒。或生太山（《御览》引云：或阳起山。采无时）。

《名医》曰：一名石生，一名羊起石，云母根也。生齐山及琅邪，或云山、阳起山。采无时。

孔公孽

味辛，温。主伤食不化，邪结气，恶疮，疽瘘痔，利九窍，下乳汁（御览引云，一名通石，《大观本》作黑字）。生山谷。

《吴普》曰：孔公孽，神农：辛；岐伯：咸；扁鹊：酸无毒，色青黄。

《名医》曰：一名通石，殷孽根也，青黄色，生梁山。

殷孽

味辛、温。主烂伤瘀血，泄利寒热，鼠瘘，癥瘕结气。一名姜石。生山谷（按：此当与孔公孽为一条）。

《名医》曰：钟乳根也。生赵国，又梁山及南海。采无时。

铁精

平，主明目，化铜。铁落：味辛，平。主风热恶疮，疡疽疮痂，疥气在皮肤中。铁：主坚肌耐痛。生平泽（旧为三条，今并）。

《名医》曰：铁落，一名铁液。可以染皂。生牧羊及祊城或析城。采无时。

【按】《说文》云：铁，黑金也，或省作铁，古文作镻。

理石

味辛，寒。主身热，利胃解烦，益精明目，破积聚，去三虫。一名立制石。生山谷。

《名医》曰：一名饥石，如石膏，顺理而细。生汉中及卢山，采无时。

长石

味辛，寒。主身热，四肢寒厥，利小便，通血脉，明目，去翳眇，下三虫，杀蛊毒。久服不饥。一名方石。生山谷。

《吴普》曰：长石，一名方石，一名直石。生长子山谷。如马齿，润泽，玉色长鲜。服之，不饥（《御览》）。

《名医》曰：一名土石，一名直石。理如马齿，方而润泽，玉色。生长子山及太山临淄。采无时。

肤青

味辛，平。主蛊毒及蛇、菜、肉诸毒，恶疮。生川谷。

《名医》曰：一名推青，一名推石。生益州。

【按】陶弘景云：俗方及《仙经》，并无用此者，亦相与不复识。

上玉石，中品一十四种。旧十六种。考铁落、铁，宜与铁精为一。

干姜

味辛，温。主胸满咳逆上气，温中止血，出汗，逐风，湿痹，肠澼，下利。生者，尤良。久服去臭气、通神明。生川谷。

《名医》曰：生犍为及荆州、扬州。九月采。

【按】《说文》云：姜，御湿之菜也。《广雅》云：蒮，廉姜也。《吕氏春秋·本味篇》云：和之美者，阳朴之姜。高诱注：阳朴，地名，在蜀郡。司马相如《上林赋》，有茈姜云云。

枲耳实

味甘，温。主风头寒痛，风湿周痹，四肢拘挛痛，恶肉死肌。久服益气，耳目聪明，强志轻身。一名胡枲，一名地葵。生川谷。

《名医》曰：一名葹，一名常思，生安陆及六安田野。实熟时采。

【按】《说文》云：莪，卷耳也；苓，卷耳也。《广雅》云：苓耳，葹，常枲，胡枲，枲耳也。《尔雅》云：苍耳，苓耳。郭璞云：江东呼为常枲，形似鼠耳，丛生如盘。《毛诗》云：采采卷耳。《传》云：卷耳，苓耳也。陆玑云：叶青，白色，似胡荽，白华，细茎蔓生。可煮为茹，滑而少味；四月中生子，正如妇人耳珰，今或谓之耳珰草。郑康成谓是白胡荽，幽州人谓之爵耳。《淮南子·览冥训》云：位贱尚枲。高诱云：枲者，枲耳，菜名也。幽冀谓之檀菜，雒下谓之胡枲。

葛根

味甘，平。主消渴，身大热，呕吐，诸痹，起阴气，解诸毒。葛谷：主下利十岁已上。一名鸡奇根。生川谷。

《吴普》曰：葛根，神农：甘。生太山（《御览》）。

《名医》曰：一名鹿藿，一名黄斤。生汶山。五月采根，曝干。

栝楼根

味苦，寒。主消渴，身热烦满，大热，补虚安中，续绝伤。一名地楼。生川谷及山阴。

《吴普》曰：栝楼，一名泽巨，一名泽姑（《御览》）。

《名医》曰：一名果裸，一名天瓜，一名泽姑。实名黄瓜。二月、八月采根，曝干，三十日成，生宏农。

　　【按】《说文》云：菩，菩蒌，果蓏也。《广雅》云：王白，菩也当为王菩。《尔雅》云：果裸之实，栝楼。郭璞云：今齐人呼之为天瓜。《毛诗》云：果裸之实，亦施于宇。《传》云：果裸，栝楼也。《吕氏春秋》云：王善生。高诱云：善，或作瓜，瓜瓝也。

　　【按】《吕氏春秋》善字，乃菩之误。

苦参

　　味苦，寒。主心腹结气，瘕瘕积聚，黄疸，溺有余沥，逐水，除痈肿，补中明目，止泪。一名水槐，一名苦藁。生山谷及田野。

　　名医曰：一名地槐，一名菟槐，一名骄槐，一名白茎，一名虎麻，一名芩茎，一名禄曰，一名陵郎。生汝南。三月、八月、十月采根，曝干。

❀ 当归

味甘，温。主咳逆上气，温虐，寒热，洗洗在皮肤中（《大观本》，洗音癣），妇人漏下绝子，诸恶疮疡、金疮。煮饮之。一名干归。生川谷。

《吴普》曰：当归，神农、黄帝、桐君、扁鹊：甘，无毒；岐伯、雷公：辛，无毒；李氏：小温。或生羌胡地。

《名医》曰：生陇西。二月、八月采根，阴干。

【按】《广雅》云：山靳，当归也。《尔雅》云：薜，山靳。郭璞云：今似靳而粗大，又薜，白靳。郭璞云：即上山靳。《范子计然》云：当归，出陇西，无枯者，善。

麻黄

味苦，温。主中风，伤寒头痛，温疟，发表出汗，去邪热气，止咳逆上气，除寒热，破癥坚积聚。一名龙沙。

《吴普》曰：麻黄，一名卑相。一名卑监。神农、雷公：苦，无毒；扁鹊：酸，无毒；李氏：平。或生河东。四月、立秋采（《御览》）。

《名医》曰：一名卑相，一名卑盐。生晋地及河东。立秋采茎，阴干今青。

【按】《广雅》云：龙沙，麻黄也；麻黄茎，狗骨也。《范子计然》云：麻黄，出汉中三辅。

通草（《御览》作蓪草）

味辛，平。主去恶虫，除脾胃寒热，通利九窍血脉、关节，今人不忘。一名附支。生山谷。

《吴普》曰：蔄草，一名丁翁，一名附支。神农、黄帝：辛；雷公：苦。生石城山谷，叶菁蔓延。止汗，自正月采（《御览》）。

《名医》曰：一名丁翁。生石城及山阳。正月采枝，阴干。

【按】《广雅》云：附支，蔄草也。《中山经》云：升山，其草多寇脱。郭璞云：寇脱草，生南方，高丈许，似荷叶，而茎中有瓤正白，零陵人植而日灌之，以为树也。《尔雅》云：离南，活莌。郭璞注同。又倚商，活脱。郭璞云：即离南也。《范子计然》云：蔄草，出三辅。

🌿 芍药

味苦，平。主邪气腹痛，除血痹，破坚积、寒热、疝瘕，止痛，利小便，益气（《艺文类聚》引云：一名白术。《大观本》作黑字）。生川谷及丘陵。

《吴普》曰：芍药，神农：苦；桐君：甘，无毒；岐伯：咸；李氏：小寒；雷公：酸。一名甘积，一名解仓，一名诞，一名余容，一名白术。三月三日采（《御览》）。

《名医》曰：一名白术，一名余容，一名犁食，一名解食，一名铤。生中岳，二月、八月采根，曝干。

【按】《广雅》云：挛夷，芍药也；白术，牡丹也。《北山经》云：绣山其草多芍药。郭璞云：芍药，一名辛夷，亦香草属。《毛诗》云：赠之以芍药。《传》云：芍药，香草。《范子计然》云：芍药，出三辅。崔豹《古今注》云：芍药有三种：有草芍药，有木芍药。木有花，大而色深，俗呼为牡丹，非也。又云：一名可离。

蠡实

味甘，平。主皮肤寒热，胃中热气，风寒湿痹，坚筋骨，令人嗜食。久服轻身。花、叶：去白虫。一名剧草，一名三坚，一名豕首。生川谷。

《吴普》曰：蠡实，一名剧草，一名三坚，一名剧荔华（《御览》），一名泽蓝，一名豕首。神农、黄帝：甘，辛，无毒。生宛句。五月采（同上）。

《名医》曰：一名荔实。生河东。五月采实，阴干。

【按】《说文》云：荔，草也，似蒲而小，根可作刷。《广雅》云：马𧆘，荔也。《月令》云：仲冬之月，荔挺出。郑云：荔挺，马薤也。高诱注《淮南子》云：荔马，荔草也。《通俗文》云：一名马兰。颜之推云：此物河北平泽率生之，江东颇多，种于阶庭，但呼为旱蒲，故不识马薤。

瞿麦

味苦，寒。主关格，诸癃结，小便不通，出刺，决痈肿，明目去翳，破胎堕子，下闭血。一名巨句麦。生川谷。

《名医》曰：一名大菊，一名大兰。生大山。立秋采实，阴干。

　　【按】《说文》云：蘧，蘧麦也。菊、大菊、蘧麦。《广雅》云：茈葳、陵苕，蘧麦也。《尔雅》云：大菊，蘧麦。郭璞云：一名麦句姜，即瞿麦。陶弘景云：子颇似麦，故名瞿麦。

　　元参

　　味苦，微寒。主腹中寒热积聚，女子产乳余疾，补肾气，令人目明。一名重台。生川谷。

　　《吴普》曰：元参，一名鬼藏，一名正马，一名重台，一名鹿腹，一名端，一名元台。神农、桐君、黄帝、雷公、扁鹊：苦，无毒；岐伯：咸；李氏：寒。或生冤朐山阳。二月生叶如梅毛，四四相值似芍药，黑茎方高四五尺，华赤，生枝间，四月实黑（《御览》）。

《名医》曰：一名元台，一名鹿肠，一名正马，一名减，一名端。生河间及冤句。三月、四月采根，曝干。

【按】《广雅》云：鹿肠，元参也。《范子计然》云：元参，出三辅。青色者，善。

秦艽

味苦，平。主寒热邪气，寒湿，风痹，肢节痛，下水，利小便。生山谷。

《名医》曰：生飞乌山，二月、八月采根，曝干。

【按】《说文》云：茮草之相菅者，《玉篇》作艽，居包切，云秦艽，药艽同。萧炳云：《本经》名秦瓜，然则今《本经》名，亦有《名医》改之者。

✿ 百合

味甘，平。主邪气腹胀心痛，利大小便，补中益气。生川谷。

《吴普》曰：百合一名重迈，一名中庭。生冠朐及荆山（《艺文类聚》引云：一名重匡）。

《名医》曰：一名重箱，一名摩罗，一名中逢花，一名强瞿。生荆州。二月、八月采根，曝干。

【按】《玉篇》云：蹯，百合蒜也。

✿ 知母

味苦，寒。主消渴热中，除邪气，肢体浮肿，下水，补不足，益气。一名蚔母，一名连母，一名野蓼，一名地参，一名水参，一名水浚，一名货母，一名蝭母。生川谷。

《吴普》曰：知母，神农、桐君：无毒。补不足，益气（《御览》引云：一名提母）。

《名医》曰：一名女雷，一名女理，一名儿草，一名鹿列，一名韭蓬，一名儿踵草，一名东根，一名水须，一名沈燔，一名薚。生河内。二月、八月采根，曝干。

【按】《说文》云：芪，芪母也；荨，苋藩也，或从爻作薚。《广雅》云：芪母、儿踵，东根也。《尔雅》云：薚，莐藩。郭璞云：生山上。叶如韭，一曰蝭母。《范子计然》云：蝭母，出三辅，黄白者，善。《玉篇》作莐母。

贝母

味辛，平。主伤寒烦热，淋沥，邪气，疝瘕，喉痹，乳难，金疮，风痉。一名空草。

《名医》曰：一名药实，一名苦花，一名苦菜，一名商（商字）草，一名勤母，生晋地。十月采根，曝干。

【按】《说文》云：莔，贝母也。《广雅》云：贝父，药实也。《尔雅》云：莔，贝母。郭璞云：根如小贝，圆而白华，叶似韭。《毛诗》云：言采其虻。《传》云：虻，贝母也。陆玑云：其叶如栝楼而细小，其子在根下如芋子，正白，四方连累相著有分解也。

白芷

味辛，温。主女人漏下赤白，血闭阴肿，寒热，风头，侵目泪出。长肌肤，润泽，可作面脂。一名芳香。生川谷。

《吴普》曰：白芷，一名薅，一名苻离，一名泽芬，一名蓠（《御览》）。

《名医》曰：一名白芷，一名薅，一名莞，一名苻离，一名泽芬。叶，一名蒿麻，可作浴汤。生河东下泽。二月、八月采根，曝干。

【按】《说文》云：芷，薅也；薅，楚谓之蓠，晋谓之薅，齐谓之芷。《广雅》云：白芷，其叶谓之药。《西山经》云：号山，其草多药薅。郭璞云：药，白芷别名；薅，香草也。《淮南子·修务训》云：身苦秋药被风。高诱云：药，白芷，香草也。王逸注《楚辞》云：药，白芷。

【按】《名医》一名莞云云，似即《尔雅》莞，

苻离，其上蔚。而《说文》别有蔬，夫离也。蔚，
夫蓠上也，是非一草。舍人云：白蒲，一名苻离，
楚谓之莞，岂蒲与芷相似，而《名医》误合为一乎。
或《说文》云：楚谓之蓠，即夫篱也，未可得详。
旧作芷，非。

☙ 淫羊藿

味辛，寒。主阴痿绝伤，茎中痛，利小便，益
气力，强志。一名刚前。生山谷。

《吴普》曰：淫羊藿，神农、雷公：辛；李氏：
小寒。坚骨（《御览》）。

《名医》曰：生上郡阳山。

☙ 黄芩

味苦，平。主诸热黄疸，肠澼泄利，逐水，下

血闭，恶疮，疽蚀火疡。一名腐肠。生川谷。

《吴普》曰：黄芩，一名黄文，一名妒妇，一名虹胜，一名经芩，一名印头，一名内虚。神农、桐君、黄帝、雷公、扁鹊：苦，无毒；李氏：小温。二月生赤黄叶，两两四四相值，茎空中或方圆，高三四尺，四月花紫红赤，五月实黑、根黄。二月至九月采（《御览》）。

《名医》曰：一名空肠，一名内虚，一名黄文，一名红芩，一名妒妇。生秭归及冤句。三月三日采根，阴干。

【按】《说文》云：菳，黄菳也。《广雅》云：莶葿、黄文、内虚、黄芩也。《范子计然》云：黄芩，出三辅。色黄者，善。

狗脊

味苦平。主腰背强关机，缓急，周痹寒湿，膝痛。颇利老人。一名百枝。生川谷。

《吴普》曰：狗脊，一名狗青，一名赤节。神农：苦；桐君、黄帝、岐伯、雷公、扁鹊：甘，无毒；李氏：小温。如萆薢，茎节如竹，有刺，叶圆赤，根黄白，亦如竹根，毛有刺。《岐伯经》云：茎长节，叶端圆，青赤，皮白，有赤脉。

《名医》曰：一名强膂，一名扶盖，一名扶筋。生常山。二月、八月采根，曝干。

【按】《广雅》云：菝𦸐，狗脊也。《玉篇》云：菝𦸐，狗脊根也。《名医》别出菝葜条，非。

🌿 石龙芮

味苦，平。主风、寒、湿痹，心腹邪气，利关节，止烦满。久服轻身、明目、不老。一名鲁果能（《御览》作食果），一名地椹。生川泽石边。

《吴普》曰：龙芮，一名姜苔，一名天豆。神农：苦，平；岐伯：酸；扁鹊、李氏：大寒；雷公：咸，无毒。五月五日采（《御览》）。

《名医》曰：一名石能，一名彭根，一名天豆。生太山。五月五日采子，二月、八月采皮，阴干。

【按】《范子计然》云：石龙芮，出三辅。色黄者，善。

🌿 茅根

味甘，寒。主劳伤虚羸，补中益气，除瘀血，血闭，寒热，利小便。其苗主下水。一名兰根，一名茹根。生山谷、田野。

《名医》曰：一名地管，一名地筋，一名兼杜，生楚地，六月采根。

【按】《说文》云：茅，菅也；菅，茅也。《广雅》云：菅，茅也。《尔雅》云：白华，野菅。郭璞云：菅，茅属。《诗》云：白华菅兮，白茅束兮。《传》云：白华，野菅也，已沤，为菅。

紫菀

味苦，温。主咳逆上气，胸中寒热结气，去蛊毒痿蹷，安五脏。生山谷。

《吴普》曰：紫菀，一名青菀（《御览》）。

《名医》曰：一名紫茜，一名青菀。生房陵及真定邯郸。二月、三月采根，阴干。

【按】《说文》云：菀，茈菀，出汉中房陵。陶弘景云：白者，名白菀。《唐本》注云：白菀，即女菀也。

紫草

味苦，寒。主心腹邪气，五疸，补中益气，利九窍，通水道。一名紫丹，一名紫芙（《御览》引云：一名地血。《大观本》，无文）。生山谷。

《吴普》曰：紫草节赤。二月花（《御览》）。

《名医》曰：生砀山及楚地。三月采根，阴干。

【按】《说文》云：茈，草也；藐，茈草也，茈草也，可以染留黄。《广雅》云：茈藐，茈草也。《山海经》云：劳山多茈草。郭璞云：一名紫茙，中染紫也。《尔雅》云：藐，茈草。郭璞云：可以染紫。

败酱

味苦平。主暴热火疮，赤气，疥瘙，疽痔，马鞍热气。一名鹿肠。生川谷。

《名医》曰：一名鹿首，一名马草，一名泽败。生江夏。八月采根，曝干。

【按】《范子计然》云：败酱，出三辅。陶弘景云：气如败酱。故以为名。

白鲜

味苦，寒。主头风，黄疸，咳逆，淋沥，女子阴中肿痛，湿痹死肌，不可屈伸、起止行步。生川谷。

《名医》曰：生上谷及冤句。四月、五月采根，阴干。

【按】陶弘景云：俗呼为白羊鲜，气息正似羊膻，或名白膻。

酸浆

味酸，平。主热烦满，定志益气，利水道。产难，吞其实立产。一名酢浆。生川泽。

《吴普》曰：酸酱，一名酢酱（《御览》）。

《名医》曰：生荆楚及人家田园中。五月采，阴干。

【按】《尔雅》云：葴，寒酱。郭璞云：今酸酱草，江东呼曰苦葴。

✿ 紫参

味苦，辛，寒。主心腹积聚，寒热邪气，通九窍，利大小便。一名牡蒙。生山谷。

《吴普》曰：伏蒙，一名紫参，一名泉戎，一名音腹，一名伏菟，一名重伤。神农、黄帝：苦；李氏：小寒。生河西山谷或宛句商山。圆聚生，根黄赤有文，皮黑中紫，五月花紫赤，实黑，大如豆。三月采根（《御览》《大观本》节文）。

《名医》曰：一名众戎，一名童肠，一名马行。生河西及宛句。三月采根，火炙使紫色。

【按】《范子计然》云：紫参，出三辅。赤青色者，善。

藁本

味辛，温。主妇人疝瘕，阴中寒肿痛，腹中急，除风头痛，长肌肤，悦颜色。一名鬼卿，一名地新。生山谷。

《名医》曰：一名微茎。生崇山。正月、二月采根，曝干，三十日成。

【按】《广雅》云：山芷，蔚香，藁本也。《管子·地员篇》云：五臭畴生藁本。《荀子·大略篇》云：兰芷藁本，渐于蜜醴，一佩易之。樊光注《尔雅》云：藁本，一名麋芜，根名靳芷。旧作藳，非。

石韦

味苦，平。主劳热邪气，五癃闭不通，利小便水道。一名石䩕。生山谷石上。

《名医》曰：一名石皮。生华阴山谷。不闻水及人声者，良。二月采叶，阴干。

萆薢

味苦，平。主腰背痛强，骨节风寒湿，周痹，恶疮不瘳，热气。生山谷。

《名医》曰：一名赤节，生真定，八月采根曝干。

【按】《博物志》云：菝葜，与萆薢相乱。

白薇

味苦，平。主暴中风，身热肢满，忽忽不知人，狂惑邪气，寒热酸疼，温疟洗洗发作有时。生川谷。

《名医》曰：一名白幕，一名薇草，一名春草，一名骨美。生平原。三月三日采根，阴干。

水萍

味辛，寒。主暴热身痒（《艺文类聚》《初学记》作痒，此是），下水气，胜酒，长须发（《艺文类聚》作乌发），消渴。久服轻身。一名水花（《艺文类聚》引云：一名水廉）。生池泽。

《吴普》曰：水萍，一名水廉。生泽水上。叶圆小，一茎一叶，根入水。五月华白，三月采，日干（《御览》）。

《名医》曰：一始水白，一名水苏。生雷泽。三月采，曝干。

【按】《说文》云：苹，萍也，无根，浮水而生者。萍，苹也。薲，大萍也。《广雅》云：藻，萍也。《夏小正》云：七月湟潦生苹。《尔雅》云：

萍，薭。郭璞云：水中浮萍，江东谓之薸。又其大者，苹。《毛诗》云：于以采苹。《传》云：苹，大萍也。《范子计然》曰：水萍，出三辅。色青者，善。《淮南子·原道训》云：萍树根于水。高诱云：萍，大苹也。

王瓜

味苦，寒。主消渴内痹瘀血，月闭，寒热，酸疼，益气愈聋。一名土瓜。生平泽。

《名医》曰：生鲁地田野及人家垣墙间。三月采根，阴干。

【按】《说文》云：蒤，王蒤也。《广雅》云：葵茹，瓜瓤，王瓜也。《夏小正》云：四月王蒤秀。《尔雅》云：钩葵茹。郭璞云：钩，瓤也，一名王瓜，实如枸瓜，正赤，味苦。《月令》：王瓜生。郑元云：《月令》云：王萯生。孔颖达云：疑王萯，则王瓜也。《管子·地员篇》剽土之次，曰：五沙：其种大萯细萯，白茎青秀以蔓。《本草图经》云：大萯，即王萯也。芍，亦谓之土瓜，自别是一物。

地榆

味苦，微寒。主妇人乳痓痛，七伤，带下病，止痛，除恶肉，止汗，疗金疮（《御览》引云：主消酒。又云：明目。《大观本草》消酒作黑字，而无明目）。生山谷。

《名医》曰：生桐柏及冤句。二月、八月采根，曝干。

【按】《广雅》云：菗蒢，地榆也。陶弘景云：

叶似榆而长，初生布地，而花、子紫黑色，如豉，故名玉豉。

❧ 海藻

味苦，寒。主瘿瘤气，颈下核，破散结气、痈肿、癥瘕、坚气，腹中上下鸣，下水十二肿，一名落首。生池泽。

《名医》曰：一名薻。生东海。七月七日采，曝干。

【按】《说文》云：薻，水草也，或作藻。《广雅》云：海萝，海藻也。《尔雅》云：薅，海藻也。郭璞云：药草也。一名海萝，如乱发，生海中。《本草》云：又薻石衣。郭璞云：水苔也，一名石发。江东食之，或曰薻。叶似蓬而大，生水底也，亦可食。

泽兰

味苦，微温。主乳妇内衄（《御览》作衄血），中风余疾，大腹水肿，身面、四肢浮肿，骨节中水，金疮、痈肿疮、脓血。一名虎兰，一名龙枣。生大泽旁。

《吴普》曰：泽兰，一名水香。神农、黄帝、岐伯、桐君：酸，无毒；李氏：温。生下地水旁。叶如兰，二月生，香，赤节，四叶相值枝节间。

《名医》曰：一名虎蒲，生汝南。三月三日采，阴干。

【按】《广雅》云：虎兰，泽兰也。

🌿 防己

味辛，平。主风、寒、温疟，热气诸痫，除邪，利大小便。一名解离（《御览》作石解引云：通腠理，利九窍。《大观本》六字黑）。生川谷。

《吴普》曰：木防己，一名解离，一名解燕。神农：辛；黄帝、岐伯、桐君：苦，无毒；李氏：大寒。如芳，茎蔓延；如艽，白根外黄似桔梗，内黑又如车辐解。二月、八月、十月采根（《御览》）。

《名医》曰：生汉中。二月、八月采根，阴干。

【按】《范子计然》云：防己，出汉中旬阳。

🌿 款冬花

味辛，温。主咳逆上气，善喘，喉痹，诸惊痫，寒热邪气。一名橐吾（《御览》作石），一名颗东（《御览》作颗冬），一名虎须，一名兔奚。生山谷。

《吴普》曰：款冬，十二月花黄白（《艺文类聚》)。

《名医》曰：一名氏冬。生常山及上党水旁。十一月采花，阴干。

【按】《广雅》云：苦萃，款东也。《尔雅》云：菟奚，颗东。郭璞云：款冬也。紫赤华，生水中。《西京杂记》云：款冬，华于严冬。传咸《款冬赋》序曰：仲冬之月，冰凌积雪，款冬独敷华艳。

🌿 牡丹

味辛，寒。主寒热，中风、瘈疭、痉，惊痫邪气，除癥坚，瘀血留舍肠胃，安五脏，疗痈疮。一名鹿韭，一名鼠姑。生山谷。

《吴普》曰：牡丹，神农、岐伯：辛；李氏：小寒；雷公、桐君：苦，无毒；黄帝：苦，有毒。叶如蓬相植，根如柏黑，中有核。二月采，八月采，日干。人食之，轻身益寿（《御览》）。

《名医》曰：生巴郡及汉中。二月、八月采根，阴干。

【按】《广雅》云：白术，牡丹也。《范子计然》云：牡丹，出汉中河内。赤色者，亦善。

马先蒿

味苦、平。主寒热鬼注，中风湿痹，女子带下病，无子。一名马矢蒿。生川泽。

《名医》曰：生南阳。

【按】《说文》云：蔚，牡蒿也。《广雅》云：

因尘，马先也。《尔雅》云：蔚，牡菣。郭璞云：无子者。《毛诗》云：匪莪伊蔚。《传》云：菣，牡菣也。陆玑云：三月始生；七月华，华似胡麻华而紫赤；八月为角，角似小豆，角锐而长。一名马新蒿。

【按】新、先，声相近。

积雪草

味苦，寒。主大热，恶疮，痈疽，浸淫，赤熛，皮肤赤，身热。生川谷。

《名医》曰：生荆州。

【按】陶弘景云：荆楚人以叶如钱，谓为地钱草。徐仪《药图》名连钱草。《本草图经》云：咸、洛二京亦有，或名胡薄荷。

女菀 （《御览》作苑）

味辛，温。主风洗洗，霍乱泄利，肠鸣，上下无常处，惊痫，寒热百疾。生川谷或山阳。

《吴普》曰：女菀，一名白菀，一名识女菀（《御览》）。

《名医》曰：一名白菀，一名织女菀，一名茆。生汉中。正月、二月采，阴干。

【按】《广雅》云：女肠，女菀也。

王孙

味苦，平。主五脏邪气，寒湿痹，四肢疼酸，膝冷痛。生川谷。

《吴普》曰：黄孙，一名王孙，一名蔓延，一名公草，一名海孙。神农、雷公：苦，无毒；黄帝：

甘，无毒。生西海山谷及汝南城郭垣下。蔓延，赤文，茎叶相当（《御览》）。

《名医》曰：吴，名白功草；楚，名王孙；齐，名长孙。一名黄孙，一名黄昏，一名海孙，一名蔓延。生海西及汝南城郭下。

【按】陶弘景云：今方家皆呼王昏，又云牡蒙。

蜀羊泉

味苦，微寒。主头秃恶疮，热气，疥瘙，痂癣虫，疗龋齿。生川谷。

《名医》曰：一名羊泉，一名饴。生蜀郡。

【按】《广雅》云：泰姑，艾但鹿何，泽翱也。《唐本》注云：此草一名漆姑。

爵床

味咸，寒。主腰脊痛，不得着床，俯仰艰难，除热，可作浴汤。生川谷及田野。

《吴普》曰：爵床，一名爵卿（《御览》）。

《名医》曰：生汉中。

【按】别本注云：今人名为香苏。

假苏

味辛，温，主寒热鼠瘘，瘰疬生疮，结聚气破散之，下瘀血，除湿痹。一名鼠蓂。生川泽（旧在菜部，今移）。

《吴普》曰：假苏，一名鼠实，一名姜芥也（《御览》），一名荆芥。叶似落藜而细，蜀中生噉之（《蜀本》注）。

《名医》曰：一名姜芥。生汉中。

【按】陶弘景云：即荆芥也，姜、荆，声讹耳。先居草部中。令人食之，录在菜部中也。

翘根

味甘，寒，平（《御览》作味苦，平）。主下热气，益阴精，令人面悦好，明目。久服轻身耐老。生平泽（旧在《唐本退》中，今移）。

《吴普》曰：翘根，神农、雷公：甘，有毒。三月、八月采，以作蒸，饮酒病人（《御览》）。

《名医》曰：生嵩高，二月、八月采。

【按】陶弘景云：方药不复用，俗无识者。

上草，中品四十九种。旧四十六种。考菜部假苏及《唐本退》中翘根，宜入此。

桑根白皮

味甘，寒，无毒。主伤中、五劳六极、赢瘦，崩中脉绝，补虚益气。叶：主除寒热出汗。桑耳黑者：主女子漏下赤白汁，血病，癥瘕积聚，腹痛，阴阳寒热无子。五木耳名檽，益气不饥轻身强志。生山谷。

《名医》曰：桑耳，一名桑菌，一名木麦，生犍为。六月多雨时采，即曝干。

【按】《说文》云：桑，蚕所食叶，木蕈，木耳也。蕈，桑黄。《尔雅》云：桑瓣有葚栀。舍人云：桑树，一半有葚，半无葚，名栀也。郭璞云：瓣，半也，又女桑，桋桑。郭璞云：今俗呼桑树，小而条长者，为女桑树。又㭦山桑，郭璞云：似桑材中作弓及草辕。又桑柳槐条，郭璞云：阿那垂条。

ꙮ 竹叶

味苦，平。主咳逆上气，溢筋恶疡，杀小虫。根：作汤，益气止渴，补虚下气。汁：主风痓。实：通神明，轻身、益气。

《名医》曰：生益州。

【按】《说文》云：竹，冬生草也，象形，下垂者，箁，箁也。

ꙮ 吴茱萸 （《御览》引无吴字，是）

味辛，温。主温中，下气，止痛，咳逆，寒热，除湿、血痹，逐风邪，开凑（旧作腠，《御览》作凑，是）理。根：杀三虫。一名藙，生山谷。

《名医》曰：生冤句。九月九日采，阴干。

【按】《说文》云：茱，茱萸，属椒。萸，茱萸也。煎茱萸，《汉律》：会稽献萩一斗。《广雅》云：枕、櫢、档、樧、椒，茱萸也。《三苍》云：萩，茱萸也（《御览》）。《尔雅》云：椒、櫢、丑萩。郭璞云：茱萸子，聚生成房貌，今江东亦呼樧，似茱萸而小，赤色。《礼记》云：三牲用藙。郑云：藙煎茱萸也，《汉律》会稽献焉，《尔雅》谓之樧。《范子计然》云：茱萸，出三辅。陶弘景云：《礼记》名藙，而作俗中呼为萩子。当是不识藙字，似杂字，仍以相传。

卮子（旧作栀，《艺文类聚》及《御览》引，作支，是）

味苦，寒。治五内邪气，胃中热气，面赤，酒炮皶鼻、白癞、赤癞，疮疡。一名木丹。生川谷。

《名医》曰：一名樾桃，生南阳。九月采实，曝干。

【按】《说文》云：栀，黄木可染者。《广雅》云：栀子，楂桃也。《史记·货殖传》云：巴蜀地饶卮。《集解》云：徐广曰：音支，烟支也；紫，赤色也。据《说文》当为栀。

芜荑

味辛，平，五内邪气，散皮肤骨节中，淫淫温行毒，去三虫，化食。一名无姑，一名蕨瑭（《御览》引云：逐寸白，散雒中温温喘息。《大观本》作黑字）。生川谷。

《名医》曰：一名殿塘。生晋山。三月采实，阴干。

【按】《说文》云：梗，山枌榆，有束荑，可为芜荑者。《广雅》云：山榆，母估也。《尔雅》云：莁荑，蔱蘠。郭璞云：一名白蒉，又无姑，其实夷。郭璞云：无姑，姑榆也。生山中，叶圆而厚，剥取皮合渍之，其味辛香，所谓芜荑。《范子计然》云：芜荑在地，赤心者，善。

枳实

味苦，寒。主大风在皮肤中，如麻豆苦痒（《御览》作痰，非）。除寒热结，止利（旧作痢，《御览》作利，是）。长肌肉，利五脏，益气轻身。生川泽。

《吴普》曰：枳实，苦。雷公：酸，无毒；李氏：大寒。九月、十月采，阴干（《御览》）。

《名医》曰：生河内，九月、十月采，阴干。

【按】《说文》云：枳木似橘。《周礼》云：橘逾淮而化为枳。沈括《补笔谈》云：六朝以前，医方唯有枳实，无枳壳，后人用枳之小、嫩者，为枳实；大者，为枳壳。

厚朴

味苦，温。主中风、伤寒、头痛、寒热，惊悸气，血痹死肌，去三虫。

《吴普》曰：厚朴，神农、岐伯、雷公：苦，无毒；李氏：小温（《御览》引云：一名厚皮。生交址）。

《名医》曰：一名厚皮，一名赤朴。其树名榛，其子名逐。生交址冤句。九月、十月采皮，阴干。

【按】《说文》云：朴，木皮也，榛木也。《广雅》云：重皮，厚朴也。《范子计然》云：厚朴出宏农。

【按】今俗以榛为亲，不知是厚朴。《说文》榛栗，字作亲。

秦皮

味苦，微寒。主风、寒、湿痹，洗洗寒气，除热，目中青翳、白膜。久服头不白、轻身。生川谷。

《吴普》曰：岑皮，一名秦皮。神农、雷公、黄帝、岐伯：酸，无毒；李氏：小寒。或生冤句水边。二月、八月采（《御览》）。

《名医》曰：一名岑皮，一名石檀，生庐江及冤句，二月、八月采皮，阴干。

【按】《说文》云：梣，青皮木，或作檔。《淮南子·俶真训》云：桦木，色青黶。高诱云：桦木，苦历木也。生于山，剥取其皮，以水浸之，正青，用洗眼，愈人目中肤黶。据《吴普》云：岑皮，名秦皮，《本经》作秦皮者，后人以俗称改之，当为岑皮。

🌾 秦菽

味辛，温。主风邪气，温中，除寒痹，坚齿发，明目。久服轻身、好颜色、耐老、增年、通神。生川谷。

《名医》曰：生太山及秦岭上，或琅邪。八月、九月采实。

【按】《说文》云：椒，椒菜，菜椒。椒楥实菜裹如裘者，椴似茱萸，出《淮南》。《广雅》云：楥椴，茱萸也。《北山经》云：景山多秦椒。郭璞云：子似椒而细叶草也。《尔雅》云：椴，大椒。郭璞云：今椒树丛生实大者，名为椴。又椒椴丑菜。郭璞云：菜萸子聚成房貌，今江东亦呼菜椴，似茱萸而小，赤色。《毛诗》云：椒聊之实。《传》云：椒聊，椒也。陆玑云：椒树，似茱萸，有针刺，叶坚而滑泽，蜀人作茶，吴人作茗，皆合煮其叶以为香。《范子计然》云：秦椒，出天水陇西，细者，善。《淮南子·人间训》云：申椒、杜芷，美人之所怀服。旧作椒，非。据《山海经》有秦椒，生闻喜景山，则秦非秦地之秦也。

山茱萸

味酸，平。主心下邪气，寒热，温中，逐寒湿痹，去三虫。久服轻身。一名蜀枣。生山谷。

《吴普》曰：山茱萸，一名魃实，一名鼠矢，一名鸡足。神农、黄帝、雷公、扁鹊：酸，无毒；岐伯：辛；一经：酸。或生冤句、琅邪，或东海承县。叶如梅，有刺毛。二月，华如杏；四月，实如酸枣，赤；五月采实（《御览》）。

《名医》曰：一名鸡足，一名魃实，生汉中及琅邪、冤句，东海承县。九月、十月采实，阴干。

紫葳

味酸（《御览》作咸），微寒。主妇人产乳余疾，崩中，癥瘕血闭，寒热羸瘦，养胎。生川谷。

《吴普》曰：紫葳，一名武威，一名瞿麦，一名陵居腹，一名鬼目，一名芘华。神农、雷公：酸，岐伯：辛；扁鹊：苦咸；黄帝：甘，无毒。如麦根黑。正月、八月采。或生真定（《御览》）。

《名医》曰，一名陵苕，一名茏华。生西海及山阳。

【按】《广雅》云：此葳，陵苕，蘧麦也。《尔雅》云：苕，陵苕。郭璞云：一名陵时。《本草》云：又黄华，蔈；白华，茇。郭璞云：苕、华、色异，名亦不同。《毛诗》云：苕之华。《传》云：苕，陵苕也。《范子计然》云：紫葳，出三辅。李当之云：是瞿麦根。据李说与《广雅》合，而《唐本》注引《尔雅》注，有一名陵霄四字，谓即陵霄花，陆玑以为鼠尾，疑皆非，故不采之。

猪苓

味甘，平。主痎疟，解毒蛊注（《御览》作蛀）不祥，利水道。久服轻身、耐老（《御览》作能老）。一名猳猪屎。生山谷。

《吴普》曰：猪苓，神农：甘；雷公：苦，无毒（《御览》引云：如茯苓，或生冤句，八月采）。

《名医》曰：生衡山及济阴冤句。二月、八月采，阴干。

【按】《庄子》云：豕零。司马彪注作豕囊，云：一名猪苓，根似猪卵，可以治渴。

白棘

味辛，寒。主心腹痛，痈肿溃脓，止痛。一名棘针。生川谷。

《名医》曰：一名棘刺。生雍州。

【按】《说文》云：棘，小枣丛生者。《尔雅》云：髦颠棘。孙炎云：一名白棘。李当之云：此是酸枣树针，今人用天门冬苗代之，非是真也。

【按】经云：天门冬，一名颠勒。勒、棘，声相近，则今人用此，亦非无因也。

龙眼

味甘，平。主五脏邪气，安志厌食。久服强魂魄，聪明、轻身、不老，通神明。一名益智。生山谷。

《吴普》曰：龙眼，一名益智。《要术》：一名比目（《御览》）。

《名医》曰：其大者似槟榔。生南海松树上。五月采，阴干。

【按】《广雅》云：益智，龙眼也。刘达注《吴都赋》云：龙眼，如荔枝而小，圆如弹丸，味甘，胜荔枝。苍梧、交址、南海、合浦皆献之，山中人家亦种之。

松萝

味苦，平。主瞋怒邪气，止虚汗、头风，女子阴寒、肿病。一名女萝。生山谷。

《名医》曰：生熊耳山。

【按】《广雅》云：女萝，松萝也。《毛诗》云：茑与女萝。《传》云：女萝、菟丝，松萝也。陆玑云：松萝自蔓松上，枝正青，与兔丝异。

卫矛

味苦，寒。主女子崩中下血，腹满汗出，除邪，杀鬼毒、虫注。一名鬼箭。生山谷。

《吴普》曰：鬼箭，一名卫矛，神农、黄帝、桐君：苦，无毒。叶，如桃如羽，正月、二月、七月采，阴干，或生野田（《御览》）。

《名医》曰：生霍山。八月采，阴干。

【按】《广雅》云：鬼箭，神箭也。陶弘景云：其茎有三羽，状如箭羽。

合欢

味甘，平。主安五脏，利心志（《艺文类聚》作和心志，《御览》作和心气）。令人欢乐无忧。久服轻身、明目，得所欲。生山谷。

《名医》曰：生益州。

【按】《唐本》注云：或曰合昏，欢、昏音相近。《日华子》云：夜合。

上木，中品一十七种。旧同。

白马茎

味咸，平。主伤中脉绝，阴不起，强志益气，长肌肉，肥健生子。眼：主惊痫，腹满，疟疾，当杀用之。悬蹄：主惊邪，瘈疭，乳难，辟恶气、鬼毒、蛊注、不祥。生平泽。

《名医》曰：生云中。

鹿茸

味甘，温。主漏下恶血，寒热，惊痫，益气强志，生齿不老。角：主恶疮痈肿，逐邪恶气，留血在阴中。

《名医》曰：茸，四月、五月解角时取，阴干使时燥。角七月采。

牛角䚡

下闭血，瘀血疼痛，女人带下血。髓：补中，填骨髓。久服增年。胆：可丸药。

【按】《说文》云：䚡，角中骨也。

羖羊角

味咸，温。主青盲，明目，杀疥虫，止寒泄，辟恶鬼虎狼，止惊悸。久服安心、益气、轻身。生川谷。

《名医》曰：生河西。取无时。

【按】《说文》云：羖夏羊。牝，曰羖。《尔雅》

云：羊牝，羖。郭璞云：今人便以羘、羖，为黑白羊名。

牡狗阴茎

味咸，平。主伤中，阴痿不起，令强、热、大、生子，除女子带下十二疾。一名狗精。胆：主明目。

《名医》曰：六月上伏，取阴干百日。

羚羊角

味咸，寒。主明目，益气，起阴，去恶血注下，辟蛊毒、恶鬼不祥，安心气，常不魇寐。生川谷。

《名医》曰：生石城及华阴山。采无时。

【按】《说文》云：羚，大羊而细角。《广雅》云：美皮，冷角。《尔雅》云：羚大羊。郭璞云：羚羊，似羊而大，角圆锐，好在山崖间。陶弘景云：

《尔雅》名羱羊。据《说文》云：莧山羊细角也。《尔雅》云：羱，如羊。郭璞云：羱，似吴羊而大角，角椭，出西方。莧，即羱正字。然《本经》羚字，实羚字俗写，当以羚为是。《尔雅》释文引本草，作羚。

犀角

味苦，寒。主百毒虫注，邪鬼瘴气，杀钩吻、鸩羽、蛇毒，除邪，不迷惑魇寐。久服轻身。生山谷。

《名医》曰：生永昌及益州。

【按】《说文》云：犀，南徼外牛，一角在鼻，一角在顶，似豕。《尔雅》云：犀，似豕。郭璞云：形似水牛，猪头大腹；痹脚，脚有三蹄，黑色；三角，一在顶上，一在鼻上，一在额上。鼻上者，即食角也。小而不椭，好食棘，亦有一角者。《山海经》云：琴鼓之山，多白犀。郭璞云：此与辟寒、蠲忿、辟尘、辟暑诸犀，皆异种也。《范子计然》云：犀角，出南郡，上价八千，中三千，下一千。

上兽，中品七种。旧同。

燕屎

味辛，平。主蛊毒鬼注，逐不祥邪气，破五癃，利小便。生平谷。

《名医》曰：生高山。

【按】《说文》云：燕，元鸟也。尔口，布翅，枝尾，象形。作巢，避戊己，乙元鸟也。齐鲁谓之乙，取其名自呼，象形或作乱。《尔雅》云：燕乱

《夏小正》云：二月来降，燕乃睇。《传》云：燕，乙也。九月陟元鸟，蛰。《传》云：元鸟者，燕也。

天鼠屎

味辛，寒。主面痈肿，皮肤洗洗时痛，肠中血气，破寒热积聚，除惊悸。一名鼠姑，一名石肝。生山谷。

《名医》曰：生合浦，十月、十二月取。

【按】李当之云：即伏翼屎也。李云：天鼠，《方言》一名仙鼠。

【按】今本《方言》云：或谓之老鼠，当为天字之误也。

上禽，中品二种。旧同。

猬皮

味苦，平。主五痔阴蚀，下血赤白，五色血汁不止，阴肿痛引腰背。酒煮杀之。生川谷。

《名医》曰：生楚山田野。取无时。

【按】《说文》云：𫚕，似豪猪者，或作猬。《广雅》云：虎王，猬也。《尔雅》云：汇，毛刺。郭璞云：今谓状似鼠。《淮南子·说山训》云：鹊矢中猬。

露蜂房

味苦，平。主惊痫瘈疭，寒热邪气，癫疾，鬼精蛊毒，肠痔。火熬之，良。一名蜂场。生山谷。

《名医》曰：一名百穿，一名蜂勒。生牂柯，七月七日采，阴干。

【按】《淮南子·氾论训》云：蜂房不容卵。高诱云：房巢也。

ꙮ 鳖甲

味咸，平。主心腹癥瘕，坚积寒热，去痞息肉，阴蚀、痔、恶肉。生池泽。

《名医》曰：生丹阳。取无时。

【按】《说文》云：鳖，甲虫也。

ꙮ 蟹

味咸，寒。主胸中邪气，热结痛，喎僻面肿，败漆，烧之致鼠。生池泽。

《名医》曰：生伊洛诸水中。取无时。

【按】《说文》云：蟹，有二敖八足旁行，非蛇鳝之穴无所庇。或作蠏，蚭蟹也。《荀子·勤学篇》

云：蟹，六跪而二螯，非蛇蟮之穴无所寄托。《广雅》云：蝴蟹，蜠也。《尔雅》云：蜎蜂，小者，螃。郭璞云：或曰即螯蜎也，似蟹而小。

柞蝉

味咸，寒。主小儿惊痫、夜啼，癫病，寒热。生杨柳上。

《名医》曰：五月采，蒸干之。

【按】《说文》云：蝉以旁鸣者，蜩蝉也。《广雅》云：蜻蛄，蝉也；复育，蜕也。旧作蚱蝉。《别录》云：蚱者，鸣蝉也，壳一名楛蝉，又名伏蜟。

【按】蚱，即柞字。《周礼·考工记》云：侈则柞。郑元云：柞，读为咋咋然之咋，声大外也。《说文》云：诸，大声也，音同柞，今据作柞。柞蝉即五月鸣蜩之蜩。《夏小正》云：五月良蜩鸣。《传》：良蜩也，五采具。《尔雅》云：蜩，螗、蜩。《毛诗》云：如蜩。《传》云：蜩，蝉也。《方言》云：楚谓之蜩；宋卫之间，谓之螗蜩；陈郑之间，谓之螂蜩；秦、晋之间，谓之蝉；海岱之间，谓之蛴。《论衡》云：蝉生于复育，开背而出。而《玉篇》云：蚱蝉，七月生。陶弘景：音蚱作笮云，瘂蝉，是为《月令》之寒蝉，《尔雅》所云蜕矣，《唐本》注非之也。

蛴螬

味咸，微温。主恶血、血瘀（《御览》作血瘕）痹气，破折，血在胁下坚满痛，月闭，目中淫肤，青翳白膜。一名蟦蛴。生平泽。

《名医》曰：一名蟹齐，一名勃齐。生河内人家积粪草中。取无时。反行者，良。

【按】《说文》云：蝤，蝤蛴也，蛴，蛴蝤也，蝎、蝤蛴也。《广雅》云：蛭蛒，蚕蠋，地蚕，蠹蟥，蛴蝤。《尔雅》云：蟥，蝤蛴。郭璞云：在粪土中，又蝤蛴，蝎。郭璞云：在木中。今虽通名蝎，所在异。又蝎，蛣蜎。郭璞云：木中蠹虫。蝎，桑蠹，郭璞云：即拮掘。《毛诗》云：领如蝤蛴。《传》云：蝤蛴，蝎虫也。《方言》云：蛴蝤，谓之蟥。自关而东，谓之蝤蛴，或谓之蚕蝎，或谓之蚕蛒，梁益之间，谓之蛒，或谓之蝎或谓之蛭蛒；秦晋之间，谓之蠹，或谓之天蝼。《列子·天瑞篇》云：乌足根为蛴蝤。《博物志》云：蛴蝤以背行，快于足用。《说文》无蟥字，当借蜃为之。声相近，字之误也。

☙ 乌贼鱼骨

味咸，微温。主女子漏下赤白经汁，血闭，阴蚀、肿痛、寒热癥瘕，无子。生池泽。

《名医》曰：生东海。取无时。

【按】《说文》云：鰂，乌鰂，鱼名，或作鲗，《左思赋》有乌贼。刘逵注云：乌贼鱼，腹中有墨。陶弘景云：此是䴏乌所化作，今其口脚具存，犹相似尔。

☙ 白僵蚕

味咸、平。主小儿惊痫夜啼，去三虫，减黑皯，令人面色好，男子阴疡病。生平泽。

《名医》曰：生颍川。四月取自死者。

【按】《说文》云：蚕任丝也。《淮南子·说林训》云：蚕，食而不饮，二十二日而化。《博物志》云：蚕三化，先孕而后交，不交者，亦生子，子后为蟚，皆无眉目，易伤，收采亦薄。《玉篇》作僵蚕，正当为僵，旧作殭，非。

鲇鱼甲

味辛，微温。主心腹癥瘕、伏坚、积聚、寒热，女子崩中，下血五色，小腹阴中相引痛，疮疥死肌。生池泽。

《名医》曰：生南海。取无时。

【按】 《说文》云：鳝，鱼名，皮可为鼓鼍。鼍，水虫似蜥，易长大。陶弘景云：蛇，即鼍甲也。

樗鸡

味苦，平。主心腹邪气，阴痿，益精强志，生子好色，补中轻身。生川谷。

《名医》曰：生河内樗树上。七月采，曝干。

【按】《广雅》云：樗鸠，樗鸡也。《尔雅》云：螜，天鸡。李巡云：一名酸鸡。郭璞云：小虫，黑身赤头，一名莎鸡，又曰樗鸡。《毛诗》云：六月莎鸡振羽。陆玑云：莎鸡，如蝗而班色，毛翅数重，某翅正赤，或谓之天鸡。六月中，飞而振羽，索索作声，幽州人谓之蒲错是也。

蛞蝓

味咸，寒。主贼风喝僻，轶筋及脱肛，惊痫挛缩。一名陵蠡。生池泽。

《名医》曰：一名土蜗，一名附蜗。生大山及阴地沙石垣下。八月取。

【按】《说文》云：蝓，虎蝓也。蠃，一石虎蝓。《广雅》云：蠡蠃，蜗牛，蜒蝓也。《中山经》云：青要之山，是多仆累。郭璞云：仆累，蜗牛也。《周礼》鳖人，祭祀供蠃。郑云：蠃，蜒蝓。《尔雅》云：蚹蠃，蜒蝓。郭璞云：即蜗牛也。

《名医》曰：别出蜗牛条，非。旧作蛞，《说文》所无。据《玉篇》云：蛞，蛞东，知即活东异文，然则当为活。

🌿 石龙子

味咸，寒。主五癃邪结气，破石淋，下血，利小便水道。一名蜥蜴。生川谷。

《吴普》曰：石龙子，一名守宫，一名石蜴，一名石龙子（《御览》）。

《名医》曰：一名山龙子，一名守宫，一石石蜴。生平阳及荆山石间。五月取着石上，令干。

【按】《说文》云：蜥，虫之蜥易也。易，蜥易，蝘蜓，守宫也，象形。蝘，在壁，曰蝘蜓；在草，曰蜥易，或作蝘、蚖、荣蚖、蛇医，以注鸣者。《广雅》云：蛤蚧，馻蝘，蚵蚾，蜥蜴也。《尔雅》云：蝾螈，蜥蜴；蜥蜴，蝘蜓；蝘蜓，守宫也。《毛诗》云：胡为虺蜴。《传》云：蜴，螈也。陆玑云：虺蜴，一名蝾螈，蜴也，或谓之蛇医，如蜥蜴，青绿色，大如指，形状可恶。《方言》云：守宫，秦晋、西夏谓之守宫，或谓之馻蝘，或谓之蜥易，其在泽中者，谓之易锡；南楚谓之蛇医，或谓之蝾螈；东齐，海岱谓之蜥蜴；北燕谓之祝蜓；桂林之中，守宫大者而能鸣，谓之蛤蚧。

木虻

味苦，平。主目赤痛，眦伤泪出，瘀血血闭，寒热酸惭，无子。一名魂常。生川泽。

《名医》曰：生汉中。五月取。

【按】《说文》云：虻，啮人飞虫。《广雅》云：蠦蜰，虻也，此省文。《淮南子·齐俗训》云：水蛀，为蟌荒。高诱云：青蛉也。又《说山训》云：虻，散积血。

蜚虻

味苦，微寒。主逐瘀血，破下血积，坚痞癥瘕，寒热，通利血脉及九窍。生川谷。

《名医》曰：生江夏。五月取。腹有血者，良。

🌿 䗪廉

味咸，寒。主血瘀（《御览》引云：逐下血），癥坚，寒热，破积聚，喉咽痹，内寒，无子。生川泽。

《吴普》曰：䗪廉虫。神农、黄帝云：治妇人寒热（《御览》）。

《名医》曰：生晋阳及人家屋间。立秋采。

【按】《说文》云：蜚，卢蜚也。蜚、臭虫，负蠜也。蠜，目蠜也。《广雅》云：飞蟅，飞蠊也。《尔雅》云：蜚，蜰蜚。郭璞云：即负盘臭虫。《唐本》注云：汉中人食之，下气，名曰石姜，一名卢蜚，一石负盘，旧作蠊。据刑昺疏引此作廉。

䗪虫

味咸，寒。主心腹寒热洗洗，血积癥瘕，破坚，下血闭，生子大良。一名地鳖。生川泽。

《吴普》曰：䗪虫，一名土鳖（《御览》）。

《名医》曰：一名土鳖，生河东及沙中、人家墙壁下、土中湿处。十月，曝干。

【按】《说文》云：蟅虫属螽，目螽也。《广雅》云：负蠜，蟅也。《尔雅》云：草虫，负蠜。郭璞云：常羊也。《毛诗》云：喓喓草虫。《传》云：草虫，常羊也。陆玑云：小大长短如蝗也。奇音，青色，好在茅草中。

伏翼

味咸，平。主目瞑，明目，夜视有精光。久服令人喜乐，媚好无忧。一名蝙蝠。生川谷（旧作禽部，今移）。

《吴普》曰：伏翼，或生人家屋间。立夏后采，阴干。治目冥，令人夜视有光（《艺文类聚》）。

《名医》曰：生太山及人家屋间。立夏后采，阴干。

【按】《说文》云：蝙，蝙蝠也；蝠，蝙蝠，服翼也。《广雅》云：伏翼，飞鼠，仙鼠，吼蝟也。《尔雅》云：蝙蝠，服翼。《方言》云：蝙蝠，自关而东，谓之伏翼，或谓之飞鼠，或谓之老鼠，或谓之仙鼠；自关而西，秦陇之间，谓之蝙蝠；北燕谓之蚎蝟。李当之云：即天鼠。

上虫、鱼，中品一十七种。旧十六种，考禽部伏翼宜入此。

梅实

味咸，平。主下气，除热，烦满，安心，肢体痛，偏枯不仁，死肌，去青黑痣，恶疾。生川谷。

《吴普》曰：梅实（《大观本草》作核），明目，益气（《御览》）、不饥（《大观本草》引《吴氏本草》）。

《名医》曰：生汉中。五月采，火干。

【按】　《说文》云：楳，干梅之属，或作藻。某，酸果也。以梅为楠。《尔雅》云：梅楠。郭璞云：似杏，实酢，是以某注梅也。《周礼》：笾人馈食，笾，其实干楼。郑云：干楼，干梅也。有桃诸、梅诸，是其干者。《毛诗》疏云：梅暴为腊，羹臛虀中，人含之，以香口（《大观本草》）。

上果，中品一种。旧同。

🌿 大豆黄卷

味甘，平。主湿痹，筋挛，膝痛。

🌿 生大豆

涂痈肿，煮汁饮，杀鬼毒，止痛。

🌿 赤小豆

主下水，排痈肿脓血。生平泽。

《吴普》曰：大豆黄卷，神农、黄帝、雷公：无毒。采无时。去面䵬。得前胡、乌啄、杏子、牡蛎、天雄、鼠屎，共蜜和，佳。不欲海藻、龙胆。此法，大豆初出黄土芽是也。生大豆，神农、岐伯：生、熟，寒。九月采。杀乌豆毒，并不用元参。赤小豆，神农、黄帝：咸；雷公：甘。九月采（《御览》）。

《名医》曰：生大山。九月采。

【按】《说文》云：椒，豆也，象豆生之形也；荅，小椒也，藿椒之少也。《广雅》云：大豆，椒也；小豆，荅也；豆角，谓之荚；其叶谓之藿。《尔雅》云，戎叔，谓之荏叔。孙炎云：大豆也。

✿ 粟米

味咸，微寒。主养肾气，去胃、脾中热，益气。陈者味苦，主胃热，消渴，利小便（《大观本草》，作黑字，据《吴普》增）。

《吴普》曰：陈粟，神农、黄帝：苦，无毒。治脾热、渴。粟，养肾气《御览》。

【按】《说文》云：粟，嘉谷实也。孙炎注《尔雅》粱稷云：粟也，今关中人呼小米为粟米，是。

黍米

味甘，温。主益气补中，多热、令人烦（《大观本》作黑字，据《吴普》增）。

《吴普》曰：黍，神农：甘，无毒。七月取，阴干。益中补气《御览》。

【按】《说文》云：黍，禾属而黏者。以大暑而种，故谓之黍。孔子曰：黍，可为酒，禾入水也。《广雅》云：粢，黍稻，其采谓之禾。《齐民要术》引汜胜之书曰：黍，忌丑。又曰：黍，生于巳，壮于酉，长于戌，老于亥，死于丑，恶于丙午，忌于丑寅卯。

【按】黍，即穄之种也。

上米、谷中品三种。旧二种，大、小豆为二，无粟米、黍米。今增。

🌾 蓼实

味辛，温。主明目温中，耐风寒，下水气，面目浮肿，痈疡，马蓼，去肠中蛭虫，轻身。生川泽。

《吴普》曰：蓼实，一名天蓼，一名野蓼，一名泽蓼（《艺文类聚》）。

《名医》曰：生雷泽。

【按】《说文》云：蓼，辛菜，蔷虞也。蔷，蔷虞，蓼。《广雅》云：荭，茏，鸿，马蓼也。《尔雅》云：墙虞，蓼。郭璞云：虞蓼，泽蓼。又荭，茏古。其大者，归。郭璞云：俗呼茏草为茏鼓，语转耳。《毛诗》云：隰有游龙。《传》云：龙，红草也。陆玑云：一名马蓼，叶大而赤色，生水中，高丈余。又，以薅杀蓼。《传》云：蓼，水草也。

❧ 葱实

味辛，温。主明目，补中不足。其茎可作汤，主伤寒寒热，出汗，中风面目肿。

❧ 薤

味辛，温。主金疮，疮败，轻身、不饥、耐老。生平泽。

《名医》曰：生鲁山。

【按】《说文》云：薤菜也。叶似韭。《广雅》云：韭、薤、荞，其华谓之菁。《尔雅》云：薤，鸿荟。郭璞云：即薤菜也。又，劲山蒉。陶弘景云：葱薤异物，而今共条，《本经》既无韭，以其同类，故也。

✿ 水苏

味辛，微温。主下气，辟口臭，去毒，辟恶。久服通神明、轻身耐老。生池泽。

《吴普》曰：芥𧆐，一名水苏，一名劳祖（《御览》）。

《名医》曰：一名鸡苏，一名劳祖，一名芥𧆐，一名芥苴。生九真，七月采。

【按】《说文》云：苏，桂荏也。《广雅》云：芥𧆐，水苏也。《尔雅》云：苏，桂，荏。郭璞云：苏，荏类，故名桂荏。《方言》云：苏，亦荏也，关之东西，或谓之苏，或谓之荏；周郑之间，谓之公蕡；沅湘之南，谓之𦼬，其小者，谓之䖆葇。

【按】䖆葇，即香薷也。亦名香菜。《名医》别出香薷条，非。今紫苏、薄荷等，皆苏类也。《名医》俱别出之。

　　上菜，中品三种。旧四种，考葱实，宜与薤同条，今并假苏，宜入草部。

卷三　下经

　　下药，一百二十五种，为左使，主治病以应地。多毒，不可久服。欲除寒热邪气，破积聚，愈疾者，本下经。

　　石灰、巩石、铅丹、粉锡（锡镜鼻）、代赭、戎盐、大盐、卤盐、白垩、冬灰、青琅玕（上玉、石，下品八种。旧一十二种）。

　　附子、乌头、天雄、半夏、虎掌、鸢尾、大黄、葶苈、桔梗、莨荡子、草蒿、旋复花、藜芦、钩吻、射干、蛇合、恒山、蜀漆、甘遂、白敛、青葙子、藋菌、白芨、大戟、泽漆、茵芋、贯众、荛华、牙子、羊踯躅、商陆、羊蹄、萹蓄、狼毒、白头翁、鬼臼、羊桃、女青、连翘、闾茹、乌韭、鹿藿、蚤休、石长生、陆英、荩草、牛扁、夏枯草、芫华（上草，下品四十九种，旧四十八种）。

巴豆、蜀椒、皂荚、柳华、楝实、郁李仁、莽草、雷丸、桐叶、梓白皮、石南、黄环、溲疏、鼠李、药实根、栾华、蔓椒（上木，下品一十七种，旧一十八种）。

豚卵、麋脂、鼺鼠、六畜毛蹄甲（上兽，下品四种，旧同）。

蛤蟆、马刀、蛇蜕、蚯蚓、蠮螉、蜈蚣、水蛭、班苗、贝子、石蚕、雀瓮、蜣螂、蝼蛄、马陆、地胆、鼠妇、荧火、衣鱼（上虫、鱼，下品一十九种，旧一十八种）、桃核仁、杏核仁（上木下品二种。旧同）、腐婢（上米、谷、下品一种，旧同）、苦瓠、水靳（上菜、下品二种。旧同）。

彼子（上一种，未详）。

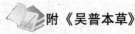

附《吴普本草》

石灰

味辛，温。主疽疡、疥瘙、热气，恶疮癞疾，死肌，堕眉，杀痔虫，去黑子、息肉。一名恶灰。生山谷。

《名医》曰：一名希疢。生中山。

【按】恶灰，疑当为垩。希、石，声之缓急。

🌿 礜石

味辛，大热。主寒热，鼠瘘蚀疮，死肌，风痹，腹中坚邪气，一名青分石，一名立制石，一名固羊石（《御览》引云：除热，杀百兽。《大观本》作黑字）。出山谷。

《吴普》曰：白礜石，一名鼠乡。神农、岐伯：辛，有毒；桐君：有毒；黄帝：甘，有毒；李氏云：或生魏兴，或生少室。十二月采（《御览》引云：一名太白，一名泽乳，一名食盐。又云：李氏：大寒，主温热）。

《名医》曰：一名白礜石，一名太白石，一名泽乳，一名食盐。生汉中及少室。采无时。

【按】《说文》云：礜，毒石也，出汉中。《西山经》云：皋涂之山，有白石焉，其名曰礜，可以毒鼠。《范子计然》云：巩石出汉中，色白者，善。《淮南子·地形训》云：白天，九百岁，生白巩。高诱云：白巩，巩石也。又《说林训》云：人，食巩石而死；蚕，食之而肥。高诱云：巩石，出阴山，一日能杀鼠。

【按】《西山经》云：毒鼠，即治鼠瘘也。

铅丹

味辛，微寒。主咳逆胃反，惊痫癫疾，除热下气，炼化还成九光。久服通神明（《御览》引作吐下，云久服成仙）。生平泽。

《名医》曰：一名铅华。生蜀郡。

【按】《说文》云：铅，青金也。陶弘景云：即今熬铅所作黄丹也。

粉锡

味辛，寒。主伏尸毒螫，杀三虫。一名解锡。锡镜鼻：主女子血闭，癥瘕，伏肠，绝孕。生山谷（旧作二种，今并）。

《名医》曰：生桂阳。

【按】《说文》云：锡，银、铅之间也。

代赭

味苦，寒。主鬼注、贼风、蛊毒，杀精物恶鬼，腹中毒邪气，女子赤沃漏下。一名须丸。生山谷。

《名医》曰：一名血师。生齐国。赤红青色如鸡冠，有泽。染爪甲，不渝者，良。采无时。

【按】《说文》云：赭，赤土也。《北山经》云：少阳之山，其中多美赭。《管子·地数篇》云：山上有赭者，其下有铁。《范子计然》云：石赭，出齐郡，赤色者，善；蜀赭，出蜀郡。据《元和郡县志》云：少阳山在交城县，其地近代也。

戎盐

主明目、目痛，益气、坚肌骨，去毒蛊。大盐：令人吐（《御览》引云：主肠胃结热。《大观本》作黑字）。

卤盐

味苦，寒。主大热，消渴狂烦，除邪及下蛊毒，柔肌肤（《御览》引云：一名寒石，明目益气）。生池泽（旧作三种，今并）。

《名医》曰：戎盐，一名胡盐。生胡盐山，及西羌、北地、酒泉、福禄城东南角。北海，青；南海，赤。十月采。大盐，生邯郸，又河东。卤盐，生河东盐池。

【按】《说文》云：盐，咸也。古者宿沙初作煮海盐。卤，西方咸地也。从西省象盐形，安定有卤县。东方谓之斥，西方谓之卤盐。河东盐池，袤五十一里，广七里，周百十六里。《北山经》云：景山南望盐贩之泽。郭璞云：即解县盐池也，今在河东猗氏县。

【按】在山西安邑运城。

✿ 白垩

味苦温。主女子寒热癥瘕、目闭、积聚。生山谷。

《吴普》曰：白垩，一名白蟮（《一切经音义》）。

《名医》曰：一名白善，生邯郸。采无时。

【按】《说文》云：垩，白涂也。《中山经》云：葱聋之山，是多白垩。

冬灰

味辛，微温。主黑子，去疣、息肉、疽蚀、疥瘙。一名藜灰。生川泽。

《名医》曰：生方谷。

青琅玕

味辛，平。主身痒火疮，痈伤疥瘙，死肌。一名石珠。生平泽。

《名医》曰：一名青珠，生蜀郡。采无时。

【按】《说文》云：琅玕似珠者，古文作㺿。禹贡云：雍州贡与璆琳琅玕。郑云：琅玕，珠也。

上玉、石，下品九种。旧十二种，粉锡，锡镜鼻为二，戎盐、大盐、卤盐为三，三考当各为一。

附子

味辛，温。主风、寒、咳逆邪气，温中，金疮，破癥坚积聚，血瘕，寒湿，踒（《御览》作痿）躄拘挛，膝痛不能行步（《御览》引云：为百药之长。《大观本》作黑字）。生山谷。

《吴普》曰：附子，一名茛，神农：辛；岐伯、雷公：甘，有毒；李氏：苦，有毒，大温。或生广汉。八月采。皮黑，肥白（《御览》）。

《名医》曰：生犍为及广汉东，冬月采，为附子；春采为乌头（《御览》）。

【按】《范子计然》云：附子，出蜀武都中。白色者，善。

乌头

味辛，温。主中风、恶风洗洗出汗，除寒湿痹，咳逆上气，破积聚、寒热。其汁煎之，名射罔，杀禽兽。一名奚毒，一名即子，一名乌喙。生山谷。

《吴普》曰：乌头，一名茛，一名千狄，一名毒公，一名卑负（《御览》作果负），一名耿子。神农、雷公、桐君、黄帝：甘，有毒。正月始生，叶厚，茎方，中空，叶四四相当，与蒿相似。又云：乌喙，神农、雷公、桐君、黄帝：有毒；李氏：小寒。十月采，形如乌头，有两歧相合，如乌之喙，名曰乌喙也。所畏、恶、使，尽与乌头同。一名萴子，一名茛。神农、岐伯：有大毒；李氏：大寒。八月采，阴干。是附子角之大者，畏、恶与附子同（《御览》，

《大观本》节文）。

　　《名医》曰：生朗陵。正月、二月采，阴干。长三寸已上，为天雄。

　　【按】《说文》云：荝，乌喙也。《尔雅》云：芨，堇草。郭璞云：即乌头也，江东呼为堇。《范子计然》云：乌头，出三辅中，白者，善。《国语》云：骊姬置堇于肉。韦昭云：堇，乌头也。《淮南子·主术训》云：莫凶于鸡毒。高诱云：鸡毒，乌头也。

　　【按】鸡毒即奚毒，即子，即荝子、侧子也。《名医》别出侧子条，非。

　　### 天雄

　　味辛，温。主大风、寒、湿痹，沥节痛，拘挛缓急，破积聚，邪气，金疮，强筋骨，轻身健行。

一名白幕（《御览》引云：长阴气，强志，令人武勇，力作不倦。《大观本》作黑字）。生山谷。

《名医》曰：生少室。二月采根，阴干。

【按】《广雅》云：蘸，奚毒，附子也，一岁为萴子，二岁为乌喙，三岁为附子，四岁为乌头，五岁为天雄。《淮南子·缪称训》云：天雄，乌喙，药之凶毒也。良医以活人。

半夏

味辛，平。主伤寒寒热，心下坚，下气，喉咽肿痛，头眩胸胀，咳逆肠鸣，止汗。一名地文，一名水玉（已上八字，元本黑字）。生川谷。

《吴普》曰：半夏，一名和姑，生微丘，或生野中。叶三三相偶，二月始生，白华员上（《御览》）。

《名医》曰：一名示姑。生槐里，五月、八月采根，曝干。

【按】《月令》云：二月半夏生。《范子计然》云：半夏，出三辅，色白者，善。《列仙传》云：赤松子服水玉以教神农。疑即半夏别名。

虎掌

味苦，温。主心痛寒热结气、积聚、伏梁，伤筋、痿、拘缓，利水道。生山谷。

《吴普》曰：虎掌，神农、雷公：苦，无毒；岐伯、桐君：辛，有毒。立秋九月采之（《御览》引云：或生太山，或宛朐）。

《名医》曰：生汉中及冤句。二月、八月采，阴干。

【按】《广雅》云：虎掌，瓜属也。

鸢尾

味苦,平。主蛊毒邪气,鬼注,诸毒,破癥瘕积聚,去水,下三虫。生山谷。

《吴普》曰:鸢尾,治蛊毒(《御览》)。

《名医》曰:一名乌园。生九疑山。五月采。

【按】《广雅》云:鸢尾,乌蓬,射干也(疑当作鸢尾,乌园也;乌翣,射干也。是二物)。《唐本》注云:与射干全别。

大黄

味苦,寒。主下瘀血、血闭、寒热,破癥瘕积聚,留饮宿食,荡涤肠胃,推陈致新,通利水谷(《御览》,此下有道字),调中化食,安和五脏。生山谷。

《吴普》曰：大黄，一名黄良，一名火参，一名肤如。神农、雷公：苦，有毒；扁鹊：苦，无毒；李氏：小寒，为中将军。或生蜀郡北部，或陇西。二月花生，生黄赤叶，四四相当，黄茎高三尺许，三月华黄，五月实黑。三月采根，根有黄汁，切，阴干（《御览》）。

《名医》曰：一名黄良，生河西及陇西。二月、八月采根，火干。

【按】《广雅》云：黄良，大黄也。

🌿 **亭历**（旧作葶苈，《御览》作亭历）

味辛，寒。主癥瘕、积聚结气，饮食寒热，破坚。一名大室，一名大适。生平泽及田野。

《名医》曰：一名下历，一名蕈蒿。生藁城。立夏后，采实，阴干。得酒，良。

【按】《说文》云：革，亭历也。《广雅》云：狗荠，大室，亭苈也。《尔雅》云：革，亭历。郭璞云：实、叶皆似芥，《淮南子·缪称训》云：亭历愈张。《西京杂记》云：亭历，死于盛夏。

桔梗

味辛，微温。主胸胁痛如刀刺，腹满，肠鸣幽幽，惊恐悸气（《御览》引云：一名利如。《大观本》作黑字）。生山谷。

《吴普》曰：桔梗，一名符扈，一名白药，一名利如，一名梗草，一名卢如。神农、医和：苦，无毒；扁鹊、黄帝：咸；岐伯、雷公：甘，无毒；李氏：大寒。叶如荠苨，茎如笔管，紫赤。二月生

（《御览》）。

　　《名医》曰：一名利如，一名房图，一名白药，一名梗草，一名荠苨。生嵩高及冤句。二八月采根，曝干。

　　【按】《说文》云：桔，桔梗，药名。《广雅》云：犁如，桔梗也。《战国策》云：今求柴胡及之睾黍梁父之阴，则郄车而载耳、桔梗于沮泽，则累世不得一焉。《尔雅》云：苨，菧苨。郭璞云：荠苨。据《名医》云是此别名，下又出荠苨条，非。然陶弘景亦别为二矣。

　　🌿 **莨荡子**

　　味苦，寒。主齿痛出虫，肉痹拘急，使人健行，见鬼。多食，令人狂走。久服轻身、走及奔马、强志、益力、通神。一名横唐。生川谷。

《名医》曰：一名行唐。生海滨及雍州。五月采子。

【按】《广雅》云：蒫萍，蔄荡也。陶弘景云：今方家多作狼蕣，旧作莕。

【按】《说文》无莕、蕣字。《史记·淳于意传》云：菑川王美人怀子而不乳，引以莨荡药一撮。《本草图经》引作浪荡，是。

草蒿

味苦，寒。主疥瘙、痂痒、恶疮，杀虫，留热在骨节间，明目。一名青蒿，一名方溃。生川泽。

《名医》曰：生华阴。

【按】《说文》云：蒿，菣也；菣，香蒿也，或作莖。《尔雅》云：蒿菣。郭璞云：今人呼青蒿香中炙啖者为菣。《史记·司马相如传》：菴䕡。注《汉书音义》曰：菴䕡，蒿也。陶弘景云：即今青蒿。

✿ 旋覆花

味咸，温。主结气、胁下满、惊悸、除水，去五脏间寒热，补中下气。一名金沸草，一名盛椹。生川谷。

《名医》曰：一名戴椹。生平泽。五月采花，日干，二十日成。

【按】《说文》云：蕧，盗庚也。《尔雅》云：蕧盗庚。郭璞云：旋复，似菊。

🌺 藜芦 （《御览》作梨芦）

味辛，寒。主蛊毒，咳逆，泄痢，肠澼，头疡，疥瘙，恶疮，杀诸蛊毒，去死肌。一名葱苒。生山谷。

《吴普》曰：藜芦，一名葱葵，一名丰芦，一名蕙葵（《御览》引云：一名山葱，一名公苒）。神农、雷公：辛，有毒（《御览》引云：黄帝：有毒）；岐伯：咸，有毒；李氏：大寒，大毒；扁鹊：苦，有毒，大寒。叶、根小相连（《御览》引云：二月采根）。

《名医》曰：一名葱葵，一名山葱。生太山。三月采根，阴干。

【按】《广雅》云：藜芦，葱苒也。《范子计然》云：藜芦，出河东，黄白者，善。《尔雅》云：茖，山葱，疑非此。

钩吻（《御览》作肠）

味辛，温。主金疮乳痓，中恶风，咳逆上气，水肿，杀鬼注（旧作疰，《御览》作注，是）蛊毒。一名野葛。生山谷。

《吴普》曰：秦，钩肠，一名毒根，一名野葛。神农：辛；雷公：有毒，杀人。生南越山，或益州，叶如葛，赤茎大如箭、方，根黄。或生会稽东冶。正月采（《御览》）。

《名医》曰：生傅高山及会稽东野。

【按】《广雅》云：莨，钩吻也。《淮南子·说林训》云：蝮蛇螫人，傅以和堇则愈。高诱云：和堇，野葛，毒药。《博物志》云：钩吻毒，桂心、葱叶，沸，解之。陶弘景云：或云钩吻是毛茛。沈括《补笔谈》云：闽中人呼为吻莽，亦谓之野葛；岭南人谓之胡蔓，俗谓之断肠草。此草，人间至毒之物，不入药用。恐本草所出别是一物，非此钩吻也。

射干

味苦，平。主咳逆上气，喉痹咽痛不得消息，散急气，腹中邪逆，食饮大热。一名乌扇，一名乌蒲。生川谷。

《吴普》曰：射干，一名黄远也（《御览》）。

《名医》曰：一名乌翣，一名乌吹，一名草姜。生南阳田野。三月三日采根，阴干。

【按】《广雅》云：鸢尾，乌蓬，射干也。《荀子·劝学篇》云：西方有木焉，名曰射干，茎长四寸。

蛇合（原注云，合是含字）

味苦，微寒。主惊痫寒热邪气，除热，金疮，疽痔，鼠瘘，恶疮，头疡。一名蛇衔。生山谷。

《名医》曰：生益州。八月采，阴干。

【按】《本草图经》云：或云是雀瓢，即是萝摩之别名。据陆玑云：芄兰，一名萝摩，幽州谓之雀瓢，则即《尔雅》藋，芄兰也。《唐本草》别出萝摩条，非。又，见女青。

恒山（旧作常山，《御览》作恒山，是）

味苦，寒。主伤寒寒热，热发温疟，鬼毒，胸中痰结吐逆。一名互草。生川谷。

《吴普》曰：恒山，一名漆叶。神农、岐伯：

苦；李氏：大寒；桐君：辛，有毒。二月、八月采。

《名医》曰：生盖州及汉中。八月采根，阴干。

【按】《后汉书·华佗传》云：佗授以漆叶青黏散，漆叶屑一斗，青黏十四两，以是为率，言久服去三虫，利五脏，轻体，使人头不白。

蜀漆

味辛，平。主疟及咳逆寒热，腹中癥坚、痞结、积邪气、蛊毒、鬼注（旧作疰，《御览》作蛀）。生川谷。

《吴普》曰：蜀漆叶，一名恒山。神农、岐伯、雷公：辛，有毒；黄帝：辛；一经酸。如漆叶蓝青相似，五月采（《御览》）。

《名医》曰：生江陵山及蜀汉中。常山苗也。五月采叶，阴干。

　　【按】《广雅》云：恒山蜀漆也。《范子计然》云：蜀漆出蜀郡。

　　🌿 **甘遂**

　　味苦，寒。主大腹疝瘕，腹满，面目浮肿，留饮宿食，破癥坚积聚，利水谷道。一名主田。生川谷。

　　《吴普》曰：甘遂一名主田，一名白泽，一名重泽，一名鬼丑，一名陵藁，一名甘槁，一名甘泽，神农、桐君：苦，有毒；岐伯、雷公：有毒。须二月、八月采（《御览》）。

　　《名医》曰：一名甘藁，一名陵藁，一名陵泽，一名重泽，生中山，二月采根，阴干。

【按】《广雅》云：陵泽，甘遂也。《范子计然》云：甘遂，出三辅。

白敛

味苦，平。主痈肿疽疮，散结气，止痛除热，目中赤，小儿惊痫，温疟，女子阴中肿痛。一名兔核，一名白草，生山谷。

《名医》曰：一名白根，一名昆仑。生衡山，二月、八月采根，曝干。

【按】《说文》云：莶，白莶也，或作蔹。《毛诗》云：蔹蔓于野。陆玑疏云：蔹似栝楼，叶盛而细，其子正黑，如燕薁，不可食也。幽人谓之乌服，其茎、叶鬻以哺牛，除热。《尔雅》云：萰，菟荄。郭璞云：未详。据《玉篇》云：萰，白蔹也。经云：

一名菀核。核与亥声相近，即此矣。

青葙子

味苦，微寒。主邪气，皮肤中热，风瘙身痒，杀三虫。子：名草决明，疗唇口青。一名青蒿，一名姜蒿。生平谷。

《名医》曰：生道旁，三月三日采茎、叶，阴干；五月六日采子。

【按】《魏略》云：初平中有青牛先生，常服青葙子。葙，当作箱字。

蘽菌

味咸平。主心痛，温中，去长患、白癣、蛲虫、蛇螫毒，癥瘕诸虫。一名蘽芦。生池泽。

《名医》曰：生东海及渤海、章武。八月采，阴干。

【按】《尔雅》云：滇灌，茵芝。《文选》注，引作菌。《声类》云：滇灌，茵芝也，疑即此灌菌，或一名滇，一名芝，未敢定之。

白及 （《御览》作芨）

味苦，平。主痈肿恶疮败疽，伤阴，死肌，胃中邪气，赋风鬼击，痱缓不收。一名甘根，一名连及草。生川谷。

《吴普》曰：神农：苦；黄帝：辛；李氏：大寒；雷公：辛，无毒。茎叶似生姜、藜芦。十月华，直上，紫赤，根白连。二月、八月、九月采。

《名医》曰：生北山及冤句，及越山。

【按】《隋羊公服黄精法》云：黄精，一名白及，亦为黄精别名。今《名医》别出黄精条。

大戟

味苦，寒。主蛊毒、十二水，肿满急痛，积聚，中风，皮肤疼痛，吐逆。一名邛钜（案：此无生川泽三字者，古或与泽漆为一条）。

《名医》曰：生常山。十二月采根，阴干。

【按】《尔雅》云：荞，邛钜。郭璞云：今药草大戟也。《淮南子·缪尔训》云：大戟去水。

泽漆

味苦，微寒。主皮肤热，大腹水气，四肢面目浮肿，丈夫阴气不足。生川泽。

《名医》曰：一名漆茎，大戟苗也。生太山。三月三日、七月七日采茎、叶，阴干。

【按】《广雅》云：黍茎，泽漆也。

茵芋

味苦，温。主五脏邪气，心腹寒热，羸瘦如疟状，发作有时，诸关节风湿痹痛。生川谷。

《吴普》曰：茵芋，一名卑共。微温，有毒。状如莽草而细软（《御览》）。

《名医》曰：一名莞草，一名卑共。生太山。三月三日采叶，阴干。

贯众

味苦，微寒。主腹中邪，热气，诸毒，杀三虫。一名贯节，一名贯渠，一名百头（《御览》作白），一名虎卷，一名扁符。生山谷。

《吴普》曰：贯众，一名贯来，一名贯中，一名渠母，一名贯钟，一名伯芹，一名药藻，一名扁符，一名黄钟。神农、岐伯：苦，有毒；桐君、扁鹊：苦；一经：甘，有毒；黄帝：咸，酸；一经：苦，无毒。叶黄，两两相对。茎，黑毛聚生。冬夏不老。四月花，八月实，黑聚相连，卷旁行生。三月、八月采根，五月采药（《御览》）。

《名医》曰：一名伯萍，一名药藻。此谓草鸱头。生元山及冤句、少室山。二月、八月采根，阴干。

【按】《说文》云：苆草也。《广雅》云：贯节、贯众也。《尔雅》云：泺贯众。郭璞云：叶，圆锐；茎，毛黑。布地，冬夏不死。一名贯渠。又上云：扁符，止。郭璞云：未详。据经云：一名篇符，即此也。《尔雅》当云：萹苻，止；泝，贯众。

🌺 莞花

味苦，平，寒。主伤寒温疟，下十二水，破积聚、大坚、癥瘕，荡涤肠胃中留癖饮食、寒热邪气，利水道。生川谷。

《名医》曰：生咸阳及河南中牟。六月采花，阴干。

🌺 牙子

味苦，寒。主邪气、热气，疥瘙、恶疡，疮痔，去白虫。一名狼牙。生川谷。

《吴普》曰：狼牙，一名支兰，一名狼齿，一名犬牙，一名抱子。神农、黄帝：苦，有毒；桐君：或咸；岐伯、雷公、扁鹊：苦，无毒。生冤句。叶青，根黄赤。六月、七月华，八月实黑。正月、八月采根（《御览》）。

《名医》曰：一名狼齿，一名狼子，一名犬牙。生淮南及冤句。八月采根，曝干。

【按】《范子计然》云：狼牙，出三辅。色白者，善。

羊踯躅

味辛，温。主贼风在皮肤中淫淫痛，温疟，恶毒，诸痹。生川谷。

《吴普》曰：羊踯躅花，神农、雷公：辛，有毒。生淮南。治贼风、恶毒，诸邪气（《御览》）。

《名医》曰：一名玉支。生太行山及淮南山。三月采花，阴干。

【按】《广雅》云：羊踯躅，英光也。《古今注》云：羊踯躅花，黄羊食之则死，羊见之则踯躅分散，故名羊踯躅。陶弘景云：花苗似鹿葱。

商陆

味辛，平。主水胀、疝瘕痹，熨除痈肿，杀鬼精物。一名募根，一名夜呼。生川谷。

《名医》曰：如人行者，有神。生咸阳。

【按】《说文》：募草，枝枝相值，叶叶相当。《广雅》云：常蓚，马尾，商陆也。《尔雅》云：蓫荡，马尾。郭璞云：今关西亦呼为募，江东为当陆。《周易》夬云：苋陆夬夬。郑元云：苋陆，商陆也。盖荡，即募俗字，商即募假音。

羊蹄

味苦，寒。主头秃疥瘙，除热，女子阴蚀（《御览》此四字作无字）。一名东方宿，一名连虫陆，一名鬼目。生川泽。

《名医》曰：名蓄。生陈留。

【按】《说文》云：䔖草也，读若厘。藋，厘草也。茇，䔖草也。《广雅》云：䔖，羊蹄也。《毛诗》云：言采其蓫。陆德明云：本又作蓄。陆玑云：今人谓之羊蹄。陶弘景云：今人呼秃菜，即是蓄音之讹。《诗》云：言采其蓄。

【按】陆英，疑即此草之花，此草一名连虫陆。又陆英，即蒴藋，一名䔖也。亦苦、寒。

萹蓄

味辛，平。主浸淫，疥搔疽痔，杀三虫（《御览》引云：一名篇竹，《大观本》无文）。生山谷。

《吴普》曰：萹蓄，一名蓄辩，一名萹蔓（《御览》）。

《名医》曰：生东莱。五月采，阴干。

【按】《说文》云：萹，萹茿也，茿，萹茿也，薄水萹。薄，读若督。《尔雅》云：竹，萹蓄。郭璞云：似小藜，赤茎节。好生道旁。可食，又杀虫。《毛诗》云：绿竹猗猗。《传》云：竹，萹竹也。《韩诗》薄云：薄，萹茿也。《石经》同。

狼毒

味辛，平。主咳逆上气，破积聚、饮食，寒热，水气，恶疮，鼠瘘，疽蚀，鬼精，蛊毒，杀飞鸟走兽。一名续毒。生山谷。

《名医》曰：生秦亭及奉高，二月、八月采根，阴干。

【按】《广雅》云：狼毒也，疑上脱续毒二字。《中山经》云：大騩之山有草焉，其状如蓍而毛，青华而白实，其名曰猿，服之不夭，可以为腹病。

白头翁

味苦，温。主温疟、狂易、寒热、癥瘕积聚、瘿气，逐血止痛，疗金疮。一名野长人，一名胡王使者。生山谷。

《吴普》曰：白头翁，一名野丈人，一名奈河草。神农、扁鹊：苦，无毒。生高山川谷，破气狂寒热，止痛（《御览》）。

《名医》曰：一名奈河草。生高山及田野。四月采。

【按】陶弘景云：近根处有白茸，状似人白头，故以为名。

鬼臼

味辛，温。主杀蛊毒鬼注、精物，辟恶气不祥，逐邪，解百毒。一名爵犀，一名马目毒公，一名九臼。生山谷。

《吴普》曰：一名九臼，一名天臼，一名雀犀，一名马目公，一名解毒。生九真山谷及冤句，二月、八月采根（《御览》）。

《名医》曰：一名天臼，一名解毒，生九真及冤句，二月、八月采根。

◆ 羊桃

味苦，寒。主燥热，身暴赤色，风水积聚，恶疮，除小儿热。一名鬼桃，一名羊肠。生川谷。

《名医》曰：一名苌楚，一名御弋，一名铫弋。生山林及田野。二月采，阴干。

【按】《说文》云：苌，苌楚铫弋，一名羊桃。《广雅》云：鬼桃铫弋羊桃也。《中山经》云：丰山多羊桃，状如桃而方，茎可以为皮张。《尔雅》云：长楚姚芅。郭璞云：今羊桃也，或曰鬼桃。叶似桃；华白；子如小麦，亦似桃。《毛诗》云：隰有苌楚。《传》云：苌楚，铫弋也。陆玑云：今羊桃是也，叶长而狭，华紫赤色，其枝、茎弱，过一尺，引蔓于草上。今人以为汲灌，重而善没，不如杨柳也。近下根，刀切其皮，著热灰中，脱之，可韬笔管。

女青

味辛，平。主蛊毒，逐邪恶气，杀鬼温疟，辟不祥。一名雀瓢（《御览》作间）。

《吴普》曰：女青，一名霍由祇。神农、黄帝：辛（《御览》）。

《名医》曰：蛇衔根也。生朱崖。八月采，阴干。

【按】《广雅》云：女青，乌葛也。《尔雅》云：萑芄兰。郭璞云：萑芄蔓生。断之，有白汁，可啖。《毛诗》云：芄兰之支。《传》云：芄兰草也。陆玑云：一名萝摩。幽州人谓之雀瓢。《别录》云：雀瓢白汁，注虫蛇毒，即女青苗汁也，《唐本草》别出萝摩条，非。

连翘

味苦，平。主寒热鼠瘘，瘰疬痈肿，恶疮瘿瘤，结热蛊毒。一名异翘，一名兰华，一名轵，一名三廉。生山谷。

《名医》曰：一名折根。生太山。八月采，阴干。

【按】《尔雅》云：连，异翘。郭璞云：一名连苕，又名连本草云。

兰茹（《御览》作间，是）

味辛，寒。主蚀恶肉、败疮、死肌，杀疥虫，排脓恶血，除大风热气，善忘不乐。生川谷。

《吴普》曰：闾茹，一名离楼，一名屈居。神农：辛；岐伯：酸、咸，有毒；李氏：大寒。二月采。叶圆黄，高四五尺。叶四四相当。四月华黄，五月实黑，根黄，有汁，亦同黄。三月、五月采根，黑头者，良（《御览》）。

《名医》曰：一名屈据，一名离娄，生代郡，五月采，阴干。

【按】《广雅》云：屈居，芦茹也。《范子计然》云：闾茹，出武都。黄色者，善。

乌韭

味甘，寒。主皮肤往来寒热，利小肠膀胱气。生山谷石上。

【按】《广雅》云：昔邪，乌韭也，在屋曰昔邪，在墙曰垣衣。《西山经》云：萆荔，状如乌韭。《唐本》注云：即石衣也，亦名石苔，又名石发。

【按】《广雅》又云：石发，石衣也，未知是一否。

鹿藿

味苦，平。主蛊毒，女子腰腹痛，不乐，肠痈，瘰疬（《御览》作历），疡气。生山谷。

《名医》曰：生汶山。

【按】《说文》云：蘆，鹿藿也，读若剽。《广雅》云：蘆，鹿藿也。《尔雅》云：蔨。鹿藿，其实，莥。郭璞云：今鹿豆也。叶似大豆，根黄而香，蔓延生。

蚤休

味苦，微寒。主惊痫、摇头弄舌，热气在腹中，癫疾痈疮，阴蚀，下三虫，去蛇毒。一名螫休。生川谷。

《名医》曰：生山阳及冤句。

【按】郑樵云：蚤休，曰螫休，曰重楼金绵，曰重台，曰草，甘遂，今人谓之紫河车。服食家所用，而茎叶亦可爱。多植庭院间。

石长生

味咸，微寒。主寒热、恶疮、大热，辟鬼气不祥（《御览》作辟恶气、不祥、鬼毒）。一名丹草（《御览》引云丹沙草）。生山谷。

《吴普》曰：石长生，神农：苦；雷公：辛；一经：甘。生咸阳（《御览》）。

《名医》曰：生咸阳。

🌿 陆英

味苦，寒。主骨间诸痹，四肢拘挛，疼酸，膝寒痛，阴痿，短气不足，脚肿。生川谷。

《名医》曰：生熊耳及冤句，立秋采。又曰：蒴藋，味酸温有毒，一名堇（今本误作堇），一名芨，生四野，春夏采叶，秋冬采茎根。

【按】《说文》云：董草也，读若厘。芨，堇草也，读若急。藋，厘草也。《广雅》云：籔盆，陆英苺也。《尔雅》云：芨，堇草。《唐本》注陆英云：此物，蒴藋是也。后人不识，浪出蒴藋条。今注云：陆英，味苦，寒，无毒；蒴藋，味酸、温、有毒，既此不同，难谓一种，盖其类尔。

茛草

味苦，平。主久咳上气，喘逆，久寒，惊悸，痂疥，白秃，疡气，杀皮肤小虫。生川谷。

《吴普》曰：王刍，一名黄草。神农、雷公曰：生太山山谷。治身热邪气，小儿身热气（《御览》）。

《名医》曰：可以染黄，作金色，生青衣。九月、十月采。

【按】《说文》云：茛草也。菉，王刍也。《尔雅》云：菉，王刍。郭璞云：菉，蓐也，今呼鸱脚莎。《毛诗》云：绿竹猗猗。《传》云：菉，王刍也。《唐本》注云：茛草，俗名菉蓐草。《尔雅》所谓王刍。

牛扁

味苦，微寒。主身皮疮热气，可作浴汤，杀牛虱小虫，又疗牛病。生川谷。

《名医》曰：生桂阳。

【按】陶弘景云：太常贮，名扁特，或名扁毒。

夏枯草

味苦，辛。主寒热、瘰疬、鼠瘘、头疮，破癥，散瘿结气，脚肿湿痹。轻身，一名夕句，一名乃东。生川谷。

《名医》曰：一名燕面，生蜀郡。四月采。

芫华

味辛，温。主咳逆上气，喉鸣，喘，咽肿气短，蛊毒，鬼疟，疝瘕，痈肿，杀虫鱼。一名去水。生川谷（旧在木部，非）。

《吴普》曰：芫华，一名去水，一名败华，一名儿草根，一名黄大戟。神农、黄帝：有毒；扁鹊、岐伯：苦；李氏：大寒。二月生，叶青，加厚则黑。华有紫、赤、白者。三月实落尽，叶乃生。三月、五月采华。芫花根，一名赤芫根。神农、雷公：苦，有毒。生邯郸，九月、八月采，阴干。久服令人泄。可用毒鱼（《御览》亦见《图经》节文）。

《名医》曰：一名毒鱼，一名杜芫。其根，名蜀桑，可用毒鱼。生淮源。三月三日采花，阴干。

【按】《说文》云：芫，鱼毒也。《尔雅》云：杬，鱼毒。郭璞云：杬，大木，子似栗，生南方，皮厚，汁赤，中藏卵果。《范子计然》云：芫华，出三辅。《史记·仓公传》：临菑女子病蛲瘕，饮以芫花一撮，出蛲可数升，病已。颜师古注《急就篇》云：郭景纯说，误耳。其生南方，用藏卵果，自别一杬木，乃左思所云：绵杬，杶栌者耳，非毒鱼之木杬。

上草，下品四十九种，旧四十八种，考木部芫华宜入此。

🌾 巴豆

味辛，温，主伤寒、温疟寒热，破癥瘕、结坚积聚，留饮、痰癖。大腹水胀，荡练五脏六腑，开通闭塞，利水谷道，去恶肉，除鬼毒蛊注邪物（《御览》作鬼毒邪注），杀虫鱼，一名巴叔（旧作椒，《御览》作菽）。生川谷。

《吴普》曰：巴豆，一名巴菽。神农、岐伯、桐君：辛，有毒；黄帝：甘，有毒；李氏：主温热寒。叶如大豆。八月采（《御览》）。

《名医》曰：生巴郡。八月采，阴干。用之，去心皮。

【按】《广雅》云：巴菽，巴豆也。《列仙传》云：元俗饵巴豆。《淮南子·说林训》云：鱼食巴菽而死，人食之而肥。

蜀菽

味辛，温，主邪气、咳逆，温中，逐骨节皮肤死肌，寒湿痹痛，下气。久服之，头不白、轻身、增年。生川谷。

《名医》曰：一名巴椒，一名蘑藙。生武都及巴郡。八月采实，阴干。

【按】《范子计然》云：蜀椒，出武都。赤色者，善。陆玑云：蜀人作茶，又见秦椒，即《尔雅》茮。陶弘景云：俗呼为樛。

皂荚

味辛，咸温。主风痹、死肌、邪气，风头、泪出，利九窍，杀精物。生川谷。

《名医》曰：生雍州及鲁邹县。如猪牙者良。九月、十月采，阴干。

【按】《说文》云：荚，草实。《范子计然》云：皂荚出三辅，上价一枚一钱。《广志》曰：鸡栖子，皂荚也（《御览》）。皂，即草省文。

柳华

味苦，寒。主风水黄疸，面热、黑。一名柳絮。叶：主马疥痂疮；实：主溃痈，逐脓血；子汁：疗渴。生川泽。

《名医》曰：生琅邪。

【按】《说文》云：柳，小杨也；柽，河柳也，杨木也。《尔雅》：柽，河柳。郭璞云：今河旁赤茎小杨，又旄泽柳。郭璞云：生泽中者，又杨，蒲柳。郭璞云：可以为箭，《左传》所谓董泽之蒲。《毛诗》云：无折我树杞。《传》云：杞木名也。陆玑云：杞，柳属也。

楝实

味苦，寒。主温疾伤寒，大热烦狂，杀三虫，疥疡，利小便水道。生山谷。

《名医》曰：生荆山。

【按】《说文》云：楝，木也。《中山经》云：其实如楝。郭璞云：楝，木名，子如指头，白而黏，可以浣衣也。《淮南子·时则训》云：七月，其树楝。高诱云：楝实，凤凰所食，今雒城旁有楝树。实，秋熟。

郁李仁

味酸，平。主大腹水肿，面目四肢浮肿，利小便水道。根：主齿龈肿，龋齿，坚齿。一名爵李。生川谷。

《吴普》曰：郁李，一名雀李，一名车下李，一名棣（《御览》）。

《名医》曰：一名车下李，一名棣。生高山及丘陵上。五月、六月采根。

【按】《说文》云：棣，白棣也。《广雅》云：山李，雀其郁也。《尔雅》云：常棣，棣。郭璞云：今关西有棣树，子如樱桃可食。《毛诗》云：六月食郁。《传》云：郁，棣属。刘稹《毛诗·义问》：其树高五六尺，其实大如李，正赤，食之甜。又《诗》云：常棣之华。《传》云：常棣，棣也。陆玑云：奥李，一名雀李，一曰车下李，所在山中皆有。其花，或白或赤，六月中成实大如李子，可食。沈括《补笔谈》云：晋宫阁铭曰：华林园中，有车下李三百一十四株，奥李一株。

莽草

味辛，温。主风头痛肿、乳痈、疝瘕，除结气、疥瘙（《御览》有疟疮二字）虫疽，杀虫鱼。生山谷。

《吴普》曰：莽草，一名春草。神农：辛；雷公、桐君：苦，有毒。生上谷山谷中或宛句，五月采，治风（《御览》）。

《名医》曰：一名葞，一名春草。生上谷及宛句。五月采叶，阴干。

【按】《中山经》云：朝歌之山有草焉，名曰莽草，可以毒鱼。又荔山有木焉，其状如棠而赤，叶可以毒鱼。《尔雅》云：葞，春草。郭璞云：一名芒草。《本草》云：《周礼》云，翦氏掌除蠹物，以熏草莽之。《范子计然》云：莽草，出三辅者，善。陶弘景云：字亦作䕡。

雷丸（《御览》作雷公丸）

味苦，寒。主杀三虫，逐毒气、胃中热，利丈夫，不利女子。作摩膏，除小儿百病（《御览》引云：一名雷矢。《大观本》作黑字）。生山谷。

《吴普》曰：雷丸，神农：苦；黄帝、岐伯、桐君：甘，有毒；扁鹊：甘，无毒；李氏：大寒（《御览》引云：一名雷实，或生汉中，八月采）。

《名医》曰：一名雷矢，一名雷实。生石城及汉中土中。八月采根，曝干。

【按】《范子计然》云：雷矢，出汉中。色白者，善。

桐叶

味苦，寒。主恶蚀、疮著阴皮，主五痔，杀三虫。华：傅猪疮，饲猪，肥大三倍。生山谷。

《名医》曰：生桐柏山。

【按】《说文》云：桐，荣也，梧，梧桐木，一名榇。《尔雅》云：榇梧。郭璞云：今梧桐，又荣桐木。郭璞云：即梧桐。　《毛诗》云：梧桐生矣。《传》云：梧桐柔木也。

梓白皮

味苦，寒。主热，去三虫。叶：捣傅猪疮，饲猪肥大三倍，生山谷。

《名医》曰：生河内。

【按】《说文》云：梓，楸也，或作榟，椅梓

也。楸，梓也；槚，楸也。《尔雅》云：槐，小叶曰
榎。郭璞云：槐，当为楸，楸，当细叶者，为榎；
又大而皵，楸。郭璞云：老乃皮粗，皵者，为楸。
又椅梓，郭璞云：即楸。《毛诗》云：椅，桐梓漆。
《传》云：椅，梓属。陆玑云：梓者，楸之疏理白色
而生子者，曰梓、梓实；桐皮，曰椅。

石南

味辛，苦。主养肾气、内伤、阴衰，利筋骨皮
毛。实：杀蛊毒，破积聚，逐风痹。一名鬼目。生
山谷。

《名医》曰：生华阴。二月、四月采实，阴干。

黄环

味苦，平。主蛊毒、鬼注、鬼魅，邪气在脏中，

除咳逆寒热。一名陵泉，一名大就。生山谷。

《吴普》曰：蜀，黄环，一名生刍，一名根韭。神农、黄帝、岐伯、桐君、扁鹊：辛；一经：味苦，有毒。二月生。初出正赤，高二尺；叶黄，圆端，大茎，叶有汗，黄白。五月实圆，三月采根。根黄，从理如车辐解。治蛊毒（《御览》）。

《名医》曰：生蜀郡。三月采根，阴干。

【按】《蜀都赋》有黄环。刘逵云：黄环，出蜀郡。沈括《补笔谈》云：黄环，即今朱藤也。天下皆有，叶如槐，其花穗悬紫色如葛，花可作菜食，火不熟，亦有小毒。京师人家园圃中，作大架种之，谓之紫藤花者，是也。

溲疏

味辛，寒。主身皮肤中热，除邪气，止遗溺，可作浴汤。生山谷及田野，故丘虚地。

《名医》曰：一名巨骨。生能耳山。四月采。

【按】李当之云：溲疏，一名杨栌，一名牡荆，一名空疏。皮白，中空，时时有节。子，似枸杞。子冬日熟，色赤，味甘，苦。

鼠李

主寒热瘰疬疮。生田野。

《吴普》曰：鼠李，一名牛李（《御览》）。

《名医》曰：一名牛李，一名鼠梓，一名啤。采无时。

【按】《说文》云：楰，鼠梓木。《尔雅》云：

梗，鼠梓。郭璞云：楸属也，今江东有虎梓。《毛诗》云：北山有楩。《传》云：楩，鼠梓。据《名医》名鼠梓，未知是此否；《唐本》注云：一名赵李，一名皂李，一名乌槎。

药实根

味辛，温。主邪气，诸痹疼酸，续绝伤，补骨髓。一名连木。生山谷。

《名医》曰：生蜀郡。采无时。

【按】《广雅》云：贝父，药实也。

栾华

味苦，寒。主目痛、泪出、伤眦，消目肿。生川谷。

《名医》曰：生汉中，五月采。

【按】《说文》云：栾木似栏。《山海经》云：云雨之山，有木名栾，黄木赤枝青叶，群帝焉取药。《白虎通》云：诸侯墓树，柏；大夫栾，士槐。沈括《补笔谈》云：栾有一种，树生，其实可作数珠者，谓之木栾，即《本草》栾花是也。

蔓椒

味苦，温。主风、寒、湿痹、历节疼，除四肢厥气、膝痛。一名豕椒。生川谷及丘冢间。

《名医》曰：一名猪椒，一名彘椒，一名狗椒。生云中。采茎根煮，酿酒。

【按】陶弘景云：俗呼为樀，以椒菣小，不香尔。一名稀椒。可以蒸病出汗也。

上木，下品一十七种。旧十八种，今移芫华

入草。

🌿 豚卵

味苦，温。主惊痫瘨疾，鬼注蛊毒，除寒热贲豚五癃，邪气，挛缩。一名豚颠。悬蹄：主五痔、伏热在肠、肠痈、内蚀。

【按】《说文》云：豚，小豕也。从彖省，象形，从又持肉以给祭祀，篆文作豚。《方言》云：猪，其子或谓之豚，或谓之貕，吴扬之间，谓之猪子。

🌿 麋脂

味辛，温。主痈肿、恶疮、死肌，寒、风、湿痹，四肢拘缓不收，风头，肿气，通腠理。一名宫脂。生山谷。

《名医》曰：生南山及淮南边。十月取。

【按】《说文》云：麋，鹿属，冬至解其角。《汉书》云：刘向以为：麋之为言，迷也。盖牝兽之淫者也。

鸓鼠

主堕胎，令人产易。生平谷。

《名医》曰：生山都。

【按】《说文》云：鼺，鼠形，飞走且乳之鸟也。籀文作鸓。《广雅》云：鸓鸓，飞鸓也。陶弘景云：是鼯鼠，一名飞生见。《尔雅》云：鼯鼠，夷由也。旧作鼺，非。

六畜毛蹄甲

味咸，平。主鬼注、蛊毒，寒热，惊痫，癫痓，狂走。骆驼毛，尤良。

【按】陶弘景云：六畜，谓马、牛、羊、猪、狗、鸡也；蹄，即踯省文。

上兽，下品四种。旧同。

虾蟆

味辛，寒。主邪气，破癥坚血，痈肿，阴疮。服之不患热病。生池泽。

《名医》曰：一名蟾蜍，一名䶌，一名去甫，一名苦蛩。生江湖。五月五日取，阴干。东行者，良。

【按】《说文》云：虾，虾蟆也；蟆，虾蟆也；鼃，虾蟆也；鼁，兂鼁，詹诸也。其鸣詹诸；其皮鼁鼁；其行兂兂，或作䶌黿。䶌黿，詹诸也。《夏小正》：《传云》，域也者，长股也，或曰屈造之属也。

《诗》曰：得此醜麁，言其行醜麁，蜾蠃，詹诸，以脰鸣者。《广雅》云：蚥苦蟁，胡畾，虾蟆也。《尔雅》云：鼃蟇，蟾诸。郭璞云：似虾蟆，居陆地。《淮南》谓之去蚑。又醜蟇，郭璞云：蛙类。《周礼》云：蝈氏。郑司农云：蝈，读为蜮。蜮，虾蟆也。元谓蝈，今御所食蛙也。《月令》云：仲夏之月，反舌无声。蔡邕云：今谓之虾蟆。薛君《韩诗》注云：戚施蟾蜍。高诱注《淮南子》云：蟾，蠩蟇也。又蝈，虾蟆也。又蟾蜍，虾蟆。又鼓造，一曰虾蟆。《抱朴子·内篇》云：或问魏武帝曾收左元放而桎梏之，而得自然解脱，以何法乎？《抱朴子》曰：以自解去父血。

马刀

味辛，微寒（《御览》有补中二字。《大观本》黑字）。主漏下赤白，寒热，破石淋，杀禽兽、贼鼠。生池泽。

《吴普》曰：马刀，一名齐蛤。神农、岐伯、桐君：咸，有毒；扁鹊：小寒，大毒。生池泽、江海。采无时也（《御览》）。

《名医》曰：一名马蛤。生江湖及东海。采无时。

【按】《范子计然》云：马刀出河东。《艺文类聚》引《本经》云：文蛤，表有文。又曰马刀，一曰名蛤，则岂古本与文蛤为一邪？

蛇蜕

味咸，平。主小儿百二十种惊痫、瘛疭、癫疾、寒热、肠痔，虫毒，蛇痫。火熬之，良。一名龙子衣，一名蛇符，一名龙子单衣，一名弓皮。生川谷及田野。

《吴普》曰：蛇蜕，一名龙子单衣，一名弓皮，一名蛇附，一名蛇筋，一名龙皮，一名龙单衣（《御览》）。

《名医》曰：一名龙子皮。生荆州。五月五日、十五日取之，良。

【按】《说文》云：它，虫也。从虫而长，象冤，曲亟尾形。或作蛇蜕，蛇蝉所解皮也。《广雅》云：蝮蜪蜕也。《中山经》云：来山多空夺。郭璞云：即蛇皮脱也。

🌿 蚯蚓

味咸寒。主蛇瘕，去三虫，伏尸，鬼注，蛊毒，杀长虫，仍自化作水。生平土。

《吴普》曰：蚯蚓，一名白颈螳螾，一名附引
(《御览》)。

《名医》曰：一名土龙。二月取，阴干。

【按】《说文》云：螾，侧行者，或作蚓，螳螾
也。《广雅》云：蚯蚓，蜿蟺，引无也。《尔雅》
云：螼蚓，螼蚕。郭璞云：即蜸蟺也，江东呼寒蚓，
旧作蚯，非。《吕氏春秋》《淮南子》邱蚓出，不从
虫。又《说山训》云：螾，无筋骨之强。高诱注：
螾，一名蜷蝖也，旧又有白颈二字，据《吴普》古
本当无也。

🌿 蠮螉

味辛，平。主久聋、咳逆毒气，出刺出汗。生

川谷。

《名医》曰：一名土蜂。生熊耳及牂柯，或人屋间。

【按】《说文》云：蠮，蠮蠃，蒲卢，细要土蜂也。或作螺蠃，螺，蠃也。《广雅》云：土蜂，蠮螉也。《尔雅》：土蜂。《毛诗》云：螟蛉有子，螺蠃负之。《传》云：螺蠃，蒲卢也。《礼记》云：夫政也者，蒲卢也。郑云：蒲卢，果蠃，谓土蜂也。《方言》云：蜂，其小者，谓之蠮螉，或谓之蚴蜕。《说文》无蠮字，或当为医。

蜈蚣

味辛，温。主鬼注、蛊毒，啖诸蛇、虫、鱼毒，杀鬼物、老精，温疟，去三虫（《御览》引云：一名至掌。《大观本》在水蛭下）。生川谷。

《名医》曰：生大吴江南。赤头足者，良。

【按】《广雅》云：蝍蛆，吴公也。

🦠 水蛭

味咸，平。主逐恶血、瘀血、月闭（《御览》作水闭），破血瘕、积聚，无子，利水道。生池泽。

《名医》曰：一名蜞，一名至掌，生雷泽，五月、六月采，曝干。

【按】《说文》云：蛭，虮也；蛯，蛭蛯，至掌也。《尔雅》云：蛭虮。郭璞云：今江东呼水中蛭虫，入人肉者为虮。又蛭蛯至掌。郭璞云：未详，据《名医》，即蛭也。

🌿 班苗

味辛，寒。主寒热、鬼注蛊毒、鼠瘘恶疮、疽蚀死肌，破石癃。一名龙尾。生川谷。

《吴普》曰：斑猫，一名斑蚝，一名龙蚝，一名斑苗，一名胜发，一名盘蛩，一名晏青。神农：辛；岐伯：咸；桐君：有毒；扁鹊：甘，有大毒。生河内川谷，或生水石。

《名医》曰：生河东。八月取，阴干。

【按】《说文》云：蟹，蟹蟊，毒虫也。《广雅》云：蟹蟊，晏青也。《名医》别出芫青条，非。芫，晏，音相近也。旧作猫，俗字。据吴氏云：一名班苗，是也。

贝子

味咸平。主目翳、鬼注虫毒、腹痛、下血、五癃，利水道。烧用之，良。生池泽。

《名医》曰：一名贝齿，生东海。

【按】《说文》云：贝，海介虫也，居陆名飙，在水名蜎，象形。《尔雅》云：贝，小者，鲼。郭璞云：今细贝，亦有紫色，出日南，又蠀，小而椭。郭璞云：即上小贝。

石蚕

味咸寒。主五癃，破石淋，堕胎，内解结气，利水道，除热。一名沙虱。生池泽。

《吴普》曰：石蚕，亦名沙虱。神农、雷公：酸，无毒，生汉中。治五淋，破随内结气，利水道，除热（《御览》）。

《名医》曰：生江汉。

【按】《广雅》云：沙虱，蛝蜦也。《淮南万毕术》云：沙虱，一名蓬活，一名地脾。《御览》虫豸部引李当之云：类虫，形如老蚕。生附石。《广志》云：沙虱，大色赤，大不过虮。在水中，入人皮中，杀人，与李似不同。

雀瓮

味甘，平。主小儿惊痫，寒热结气，蛊毒鬼注。一名躁舍。

《名医》曰：生汉中。采蒸之，生树枝间，蛅蟖房也。八月取。

【按】《说文》云：蛅，蛅斯黑也。《尔雅》云：

螺，蛄蛼。郭璞云：蛓属也，今青州人呼蛓为蛄蛼。

【按】《本经》名为雀瓮者，瓮与蛹音相近，以其如雀子，又如茧虫之蛹，因呼之。

蜣螂

味咸寒。主小儿惊痫、瘛疭，腹胀寒热，大人癫疾狂易。一名蛣蜣。火熬之，良。生池泽。

《名医》曰：生长沙。五月五日取，蒸，藏之。

【按】《说文》云：蜣，渠蜣。一曰天杜。《广雅》云：天杜，蜣螂也。《尔雅》云：蛣蜣，蜣螂。郭璞云：黑甲虫，啖粪土。《玉篇》：蜣、螂同。《说文》无蜣字。渠蜣，即蛣蜣，音之缓急。

蝼蛄

味咸寒。主产难，出肉中刺（《御览》作刺在肉中），溃痈肿，下哽噎（《御览》作咽），解毒，除恶疮。一名蟪蛄（《御览》作蟪蛄），一名天蝼，一名毂。夜出者，良。生平泽。

《名医》曰：生东城。夏至取，曝干。

【按】《说文》云：蝼，蟪蛄也；蝼，蟪蛄也；蛄，蟪蛄也。《广雅》云：炙鼠、津姑、蟪蝛、蟟蛉、蛞蝼，蟪蛄也。《夏小正》云：三月，毂则鸣。毂，天蝼也。《尔雅》云：毂，天蝼。郭璞云：蟪蛄也。《淮南子·时则训》云：孟夏之月，蝼蝈鸣。高诱云：蝼，蟪蛄也。《方言》云：蛄诣，谓之杜格；蟪蛄，谓之蟪蛄，或谓之蟟蛉。南楚谓之杜狗，或谓之蛞蝼。陆玑《诗疏》云：《本草》又谓蟪蛄为石鼠，今无文。

〰️ 马陆

味辛，温。主腹中大坚癥，破积聚、息肉、恶疮、白秃。一名百足。生川谷。

《吴普》曰：一名马轴（《御览》）。

《名医》曰：一名马轴。生元菟。

【按】《说文》云：蠲，马蠲也。从虫皿，益声，勹象形。《明堂月令》曰：腐草为蠲。《广雅》云：蛆蝶，马蚿，马蚭也。又马践，蛆也。《尔雅》云：蛝，马践。郭璞云：马蠲匀，俗呼马蚿。《淮南子·时则训》云：季夏之月，腐草化为蚈。高诱云：蚈，马蚿也，幽冀谓之秦渠。又《氾论训》云：蚈足众，而走不若蛇。又《兵略训》云：若蚈之足。高诱云：蚈，马蠸也。《方言》云：马蚿，北燕谓之蛆渠，其大者谓之马蚿。《博物志》云：马蚿，一名百足，中断成两段，名行而去。

地胆

味辛，寒。主鬼注、寒热，鼠螻恶疮、死肌，破癥瘕，堕胎。一名蚖青。生川谷。

《吴普》曰：地胆，一名元青，一名杜龙，一名青虹（《御览》）。

《名医》曰：一名青蚰。生汶山，八月取。

【按】《广雅》云：地胆，蛇要，青蘥，青蟖也。陶弘景云：状如大马蚁，有翼。伪者，即班猫所化，状如大豆。

鼠妇

味酸，温。主气癃不得小便，女人月闭、血瘕，痫痓寒热，利水道。一名蟠负，一名蚜威。生平谷。

《名医》曰：一名蟠蝛，生魏郡及人家地上。五月五日取。

【按】《说文》云：蚜，蚜威，委黍，委黍，鼠妇也；蟠，鼠负也。《尔雅》云：蟠，鼠负。郭璞云：瓮器底虫。又蚜威，委黍。郭璞云：旧说，鼠妇别名。《毛诗》云：伊威在室。《传》云：伊威，委黍也。陆玑云：在壁根下，瓮底中生，似白鱼。

荧火

味辛，微温。主明目，小儿火疮伤，热气、蛊毒、鬼注，通神。一名夜光（《御览》引云：一名熠耀，一名即照，《大观本》作黑字）。生池泽。

《吴普》曰：荧火，一名夜照，一名熠耀，一名救火，一名景天，一名据火，一名挟火（《艺文类聚》）。

《名医》曰：一名放光，一名熠耀，一名即照，生阶地。七月七日收，阴干。

【按】《说文》云：粦，兵死及牛马之血为磷，鬼火也，从炎舛。《尔雅》云：萤火，即照。郭璞云：夜飞，腹下有火。　《毛诗》云：熠耀宵行。《传》云：熠耀，磷也；磷，萤火也。《月令》云：季夏之月，腐草化为萤。郑元云：萤飞虫，萤火也，据毛长以萤为磷，是也。《说文》无萤字，当以磷为之。《尔雅》作萤，亦是。旧作萤，非。

【又按】《月令》，腐草为萤，当是蠲字假音。

✿ 衣鱼

味咸，温，无毒。主妇人疝瘕，小便不利（《御览》作泄利），小儿中风（《御览》作头风），项强（《御览》作强），皆宜摩之。一名白鱼，生平泽。

《吴普》曰：衣中白鱼，一名蟫（《御览》）。

《名医》曰：一名蟫，生咸阳。

【按】《说文》云：蟫，白鱼也。《广雅》云：白鱼，蛃鱼也。《尔雅》云：蟫，白鱼。郭璞云：衣，书中虫，一名蛃鱼。

上虫、鱼，下品一十八种，旧同。

✿ 桃核仁

味苦，平。主瘀血、血闭瘕、邪气，杀小虫。桃花：杀注恶鬼，令人好颜色。桃凫，微湿，主杀百鬼精物（《初学记》引云：枭桃在树不落，杀百鬼）。桃毛：主下血瘕寒热，积寒无子。桃蠹，杀鬼邪恶不祥。生川谷。

《名医》曰：桃核，七月采，取仁，阴干；花，三月三日采，阴干；桃枭，一名桃奴，一名枭景。是实着树不落。实中者，正月采之；桃蠹，食桃树虫也。生太山。

【按】《说文》云：桃，果也。《玉篇》云：桃，毛果也。《尔雅》云：桃李丑核。郭璞云：子中有核仁。孙炎云：桃李之实，类皆有核。

杏核仁

味甘，温。主咳逆上气，雷鸣，喉痹下气，产乳，金疮，寒心，奔豚。生川谷。

《名医》曰：生晋山。

【**按**】《说文》云：杏，果也。《管子·地员篇》云：五沃之土，其木宜杏。高诱注《淮南子》云：杏，有窍在中。

上果，下品二种旧同。

腐婢

味辛，平。主痎疟，寒热，邪气，泄痢，阴不起，病酒头痛。生汉中。

《吴普》曰：小豆花，一名腐婢（旧作付月，误）。神农：甘，毒。七月采，阴干四十日，治头痛止渴（《御览》）。

《名医》曰：生汉中，即小豆花也，七月采，阴干。

上米、谷，下品一种，旧同。

苦瓠

味苦，寒。主大水，面目四肢浮肿，下水，令人吐。生川泽。

《名医》曰：生晋地。

【按】《说文》云：瓠瓟，瓟瓠也。《广雅》云：瓟，瓠也。《尔雅》云：瓠，栖瓣。《毛诗》云：瓠有苦叶。《传》云：瓟，谓之瓠，又九月断壶。《传》云：壶瓠也。《古今注》云：瓠，壶芦也。壶芦，瓠之无柄者。瓠，有柄者。又云：瓟瓠也。其揔曰瓟，瓠则别名。

水靳

味甘，平。主女子赤沃，止血养精，保血脉，益气，令人肥健、嗜食。一名水英。生池泽。

《名医》曰：生南海。

【按】《说文》云：芹，楚葵也；近菜类也。《周礼》有近菹。《尔雅》云：芹，楚葵。郭璞云：今水中芹菜。《字林》云：芹草，生水中。根，可缘器。又云：䓂菜，似蒜，生水中。

上菜，下品二种。旧同。

彼子

味甘，温。主腹中邪气，去三虫、蛇螫、蛊毒、鬼注、伏尸。生山谷（旧在《唐本退》中）。

《名医》曰：生永昌。

【按】陶弘景云：方家，从来无用此者。古今诸医及药家，了不复识。又，一名熊子，不知其形何类也。掌禹锡云：树，似杉；子，如槟榔。《本经》虫部云：彼子。苏注云：彼字合从木。《尔雅》云：彼一名棑。

三合，合三百六十五种，法三百六十五度，一度应一日，以成一岁（倍其数，合七百三十名也）。

掌禹锡曰：本草例。《神农》以朱书，《名医别录》以墨书，《神农本草经》药三百六十五种，今此言倍其数，合七百三十名，是并《名医别录》副品而言也。则此下节《别录》之文也，当作墨书矣。盖传写浸久，朱墨错乱之所致耳。

【按】禹锡说，是也，改为细字。

药有君、臣、佐、使，以相宣摄合和。宜用一君、二臣、三佐、五使；又可一君，三臣，九佐，使也。

药有阴阳配合，子母兄弟，根茎花实，草石骨肉；有单行者，有相须者，有相使者，有相畏者，有相恶者，有相反者，有相杀者。凡此七情，合和时之，当用相须、相使者良，勿用相恶、相反者。若有毒宜制，可用相畏、相杀者。不尔，勿合用也。

药有酸、咸、甘、苦、辛五味，又有寒、热、温、凉四气，及有毒无毒。阴干曝干，采造时月，生熟，土地所出，真伪陈新，并各有法。

药性有宜丸者，宜散者，宜水煮者，宜酒渍者，宜膏煎者；亦有一物兼宜者；亦有不可入汤酒者，并随药性，不得违越。

欲疗病，先察其原，先候病机。五脏未虚，六腑未竭，血脉未乱，精神未散，服药必活。若病已成，可得半愈；病势已过，命将难全。

若用毒药疗病，先起如黍粟，病去即止。不去，倍之；不去，十之。取去为度。

疗寒以热药，疗热以寒药。饮食不消，以吐下药。鬼注蛊毒，以毒药。痈肿疮瘤，以疮药。风湿，以风湿药。各随其所宜。

病在胸膈以上者，先食后服药。病在心腹以下者，先服药而后食。病在四肢血脉者，宜空腹而在旦。病在骨髓者，宜饱满而在夜。

夫大病之主，有中风伤寒，寒热温疟，中恶霍乱，大腹水肿，肠澼下利，大小便不通；贲肫上气，咳逆呕吐；黄疸消渴，留饮癖食，坚积癥瘕，惊邪瘨痫；鬼注喉痹，齿痛，耳聋目盲；金疮踒折，痈肿恶疮，痔瘘瘿瘤；男子五劳七伤，虚乏羸瘦；女子带下崩中，血闭阴蚀；虫蛇蛊毒所伤。此大略宗兆。其间变动枝叶，各宜依端绪以取之。

❋ 上序例白字

《本草经》佚文。

上药令人身安命延，升天神仙，遨游上下，役使万灵，体生毛羽，行厨立至（《抱朴子·内篇》引《神农经》，据《太平御览》校）。

中药养性，下药除病，能令毒虫不加，猛兽不犯，恶气不行，众妖并辟（《抱朴子·内篇》引《神农经》）。

太一子曰：凡药上者养命，中者养性，下者养病（《艺文类聚》引《本草经》）。

太一子曰：凡药上者养命，中药养性，下药养病。神农乃作赭鞭、钩䥀（尺制切）。从六阴阳，与太乙外（巡字）五岳四渎，土地所生草石，骨肉心灰，皮，毛羽，万千类，皆鞭问之，得其所能治主，当其五味。一日（二字旧误作百）七十毒（《太平御览》引《本草经》）。

神农稽首再拜，问于太乙子曰：曾闻之时寿过百岁，而徂落之咎，独何气使然也？太乙子曰：天有九门，中道最良。神农乃从其尝药，以拯救人命（《太平御览》引《神农本草》）。

【按】此诸条，与今《本经》卷上文略相似，诸书所引，较《本经》文多。又云是太一子说，今无者，疑后节之，其云赭鞭、钩锄，当是煮辨、候制之假音，鞭问之，即辨问之。无怪说也。

药物有大毒，不可入口、鼻、耳、目者，即杀人。一曰钩吻（卢氏曰：阴地黄精，不相连，根苗独生者，是也）；二曰鸱（状如雌鸡，生山中）；三曰阴命（赤色，著木县其子，生海中）；四曰内童（状如鹅，亦生海中）；五曰鸩羽（如雀，墨头赤喙）；六曰螭蛸（生海中，雄曰螭，雌曰蛸也。《博物志》引《神农经》）。

药种有五物：一曰狼毒，占斯解之；二曰巴头，藿汁解之；三曰黎，卢汤解之；四曰天雄、乌头，大豆解之；五曰班茅，戎盐解之；毒菜害小儿，乳汁解，先食饮二升（《博物志》引《神农经》）。

五芝及饵丹砂、玉札、曾青、雄黄、雌黄、云母、太乙禹余粮，各可单服之，皆令人飞行、长生（《抱朴子·内篇》引《神农四经》）。

春夏为阳，秋冬为阴（《文选注》引《神农本草》）。

春为阳，阳温，生万物（同上）。

黄精与术，饵之却粒；或遇凶年，可以绝粒。谓之米脯（《太平御览》引《抱朴子》《神农经》）。

五味，养精神，强魂魄。五石，养髓，肌肉肥泽。诸药，其味酸者，补肝、养心除肾病；其味苦者，补心、养脾、除肝病；其味甘者，补肺、养脾、除心病；其味辛者，补肺、养肾、除脾病；其味咸者，补肺除肝病。故五味应五行，四体应四时。夫人性生于四时，然后命于五行，以一补身，不死命神。以母养子，长生延年；以子守母，除病究年（《太平御览》引《养生要略》《神农经》）。

【按】此诸条，当是玉石、草木三品前总论，而后人节去。

附《吴氏本草》十二条

龙眼，一名益智，一名比目（《齐民要术》）。

鼠尾，一名劲，一名山陵翘。治痢也（《太平御览》）。

满阴实，生平谷或圃中。延蔓如瓜叶，实如桃。七月采。止渴延年（《太平御览》）。

千岁垣中肤皮，得姜、赤石脂，治（《太平御览》）。

小华，一名结草（《太平御览》）。

木瓜，生夷陵（《太平御览》）。

谷树皮，治喉闭。一名楮（《太平御览》）。

樱桃，味甘。主调中益气，令人好颜色，美志气。一名朱桃，一名麦英也（《艺文类聚》）。

李核，治仆僵。花，令人好颜色（《太平御览》）。

大麦，一名矿麦，五谷之大盛，无毒，治消渴，除热，益气。食密为使。麦种：一名小麦，无毒。治利而不中□（《太平御览》）。

豉，益人气（《太平御览》）。

晖日，一名鸩羽（《太平御览》）。

附诸药制使

唐慎微曰：《神农本经》相使，正各一种，冀以《药对》参之，乃有两三。

玉、石，上部

玉泉，畏款冬花。

玉屑，恶鹿角。

丹砂，恶磁石，畏咸水。

曾青，畏菟丝子。

石胆，水英为使，畏牡桂、菌桂、芫花、辛夷白。

钟乳，蛇床子为使，恶牡丹、牡蒙、元石、牡蒙，畏紫石英、襄草。

云母，泽泻为使，畏蛇甲及流水。

消石，火为使，恶苦参、苦菜，畏女菀。

朴硝，畏麦句姜。

芒硝，石苇为使，恶麦句姜。

矾石，甘草为使，畏母蛎。

滑石，石苇为使，恶曾青。

紫石英，长石为使，畏扁青、附子，不欲蛇甲、黄连、麦句姜。

白石英，恶马目毒公。

赤石脂，恶大黄，畏芫花。

黄石脂，曾青为使，恶细辛，畏蜚蠊。

太一余粮，杜仲为使，畏铁落、菖蒲、贝母。

✺✺ 玉、石，中部

水银，畏磁石。

殷孽，恶防己，畏术。

孔公孽，木兰为使，恶细辛。

阳起石，桑螵蛸为使，恶泽泻、菌桂、雷丸、蛇脱皮，畏菟丝子。

石膏，鸡子为使，恶莽草毒公。

凝水石，畏地榆，解巴豆毒。

磁石，紫胡为使，畏黄石脂，恶牡丹、莽草。

元石，恶松脂、柏子仁、菌桂。

理石，滑石为使，恶麻黄。

✺✺ 玉、石，下部

矾石，得火良，棘针为使，恶虎掌、毒公、鹜屎、细辛，畏水。

青琅玕，得水银良，畏鸡骨，杀锡毒。

特生矾石，得火良，畏水。

代赭，畏天雄。

方解石，恶巴豆。

大盐，漏芦为使。

◈ 草药，上部

六艺，薯蓣为使，得发良，恶常山，畏扁青、茵陈。

术，防风、地榆为使。

天门冬，垣衣、地黄为使，畏曾青。

麦门冬，地黄、车前为使，恶款冬、苦瓠，畏苦参、青蘘。

女萎萎，主畏卤莯咸。

干地黄，得麦门冬、清酒良，恶贝母，畏无夷。

菖蒲，秦花、秦皮为使，恶地胆、麻黄。

泽泻，畏海蛤、文蛤。

远志，得茯苓、冬葵子、龙骨，良，杀天雄、附子毒，畏珍珠、蜚蠊、藜芦、齐蛤。

薯预，紫芝为使，恶甘遂。

石斛，陆英为使，恶凝水石、巴豆，畏白僵蚕、雷丸。

菊花，术、枸杞根、桑根白皮为使。

甘草，术、干漆、苦参为使，恶远志，反甘遂、大戟、芫花、海藻。

人参，茯苓为使，恶溲疏，反藜芦。

牛膝，恶荧火、龟溲，陆英畏白。

细辛，曾青、东根为使，恶狼毒、山茱萸、黄耆，畏滑石、硝石，反藜芦。

独活，蠡石为使。

柴胡，半夏为使，恶皂荚，畏女苑、藜芦。

菴䕡子，荆子、薏苡仁为使。

菥蓂子，得荆子、细辛，良，恶干姜、苦参。

龙胆，贯众为使，恶防葵、地黄。

菟丝子，得酒良，薯预、松脂为使，恶藋菌。

巴戟天，覆盆子为使，恶朝生、雷丸、丹参。

蒺藜子，乌头为使。

沙参，恶防己，反藜芦。

防风，恶干姜、藜芦、白敛、芫花，杀附子毒。

　　络石，杜仲、牡丹为使，恶铁落，畏菖蒲、贝母。

　　黄连，黄芩、龙骨、理石为使，恶菊花、芫花、元参、白鲜皮，畏款冬，胜乌头，解巴豆毒。

　　丹参，畏咸水，反藜芦。

　　天名精，垣衣为使。

　　决明子，蓍实为使，恶大麻子。

　　续断，地黄为使，恶雷丸。

　　芎䓖，白芷为使。

　　黄薯，恶龟甲。

　　杜若，得辛夷、细辛，良，恶柴胡、前胡。

　　蛇床子，恶牡丹、巴豆、贝母。

　　茜根，畏鼠姑。

飞蠊，得乌头，良，恶麻黄。

薇衔，得秦皮，良。

五味子，苁蓉为使，恶委蕤，胜乌头。

🌿 草药，中部

当归，恶䕡茹，畏菖蒲、海藻、牡蒙。

秦艽，菖蒲为使。

黄芩，山茱萸、龙骨为使，恶葱实，畏丹砂、牡丹、藜芦。

芍药，须丸为使，恶石斛、芒硝，畏硝石、鳖甲、小蓟，反藜芦。

干姜，秦椒为使，恶黄连、黄芩、天鼠屎，杀半夏、莨菪毒。

藁本，畏䕡茹。

麻黄，厚朴为使，恶辛夷、石韦。

葛根，杀野葛、巴豆、百药毒。

前胡，半夏为使，恶皂荚，畏藜芦。

贝母，厚朴、白薇为使，恶桃花，畏秦艽、矾石、莽草，反乌头。

栝楼，枸杞为使，恶干姜，畏牛膝、干漆，反乌头。

元参，恶黄耆、干姜、大枣、山茱萸，反藜芦。

苦参，元参为使，恶贝母、漏芦、菟丝子，反藜芦。

石龙芮，大戟为使，畏蛇蜕、吴茱萸。

萆薢，薏苡为使，畏葵根、大黄、柴胡、牡蛎、前胡。

石韦，滑石、杏仁为使，得菖蒲，良。

狗脊，萆薢为使，恶败酱。

瞿麦，蘘草、牡丹为使，恶螵蛸。

白芷，当归为使，恶旋复花。

紫菀，款冬为使，恶天雄、瞿麦、雷丸、远志，畏茵陈。

白藓皮，恶螵蛸、桔梗、茯苓、萆薢。

白薇，恶黄耆、大黄、大戟、干姜、干漆、大枣、山茱萸。

紫参，畏辛夷。

淫羊藿，薯预为使。

款冬花，杏仁为使，得紫菀，良，恶皂荚、硝石、元参，畏贝母、辛夷、麻黄、黄芩、黄连、黄耆、青葙。

　　牡丹，畏菟丝子。

　　防己，殷孽为使，恶细辛，畏草薢，杀雄黄毒。

　　女苑，畏卤咸。

　　泽兰，防己为使。

　　地榆，得发良，恶麦门冬。

　　海藻，反甘草。

草药，下部

　　大黄，黄芩为使。

　　桔梗，节皮为使，畏白芨，反龙胆、龙眼。

　　甘遂，瓜蒂为使，恶远志，反甘草。

　　葶苈，榆皮为使，得酒良，恶僵蚕、石龙芮。

　　芫花，决明为使，反甘草。

　　泽漆，小豆为使，恶薯预。

　　大戟，反甘草。

　　钩吻，半夏为使，恶黄芩。

　　藜芦，黄连为使，反细辛、芍药、五参，恶大黄。

　　乌头、乌喙，莽草为使，反半夏、栝楼、贝母、白敛、白芨，恶藜芦。

　　天雄，远志为使，恶腐婢。

　　附子，地胆为使，恶蜈蚣，畏防风、甘草、黄耆、人参、乌韭、大豆。

　　贯众，藋菌为使。

　　半夏，射干为使，恶皂荚，畏雄黄、生姜、干姜、秦皮、龟甲，反乌头。

蜀漆，栝楼为使，恶贯众。

虎掌，蜀漆为使，畏莽草。

狼牙，芜荑为使，恶枣肌、地榆。

常山，畏玉札。

白芨，紫石英为使，恶理石、李核仁、杏仁。

白敛，代赭为使，反乌头。

蘿菌，得酒，良，畏鸡子。

菌茹，甘草为使，恶麦门冬。

荩草，畏鼠妇。

夏枯草，土瓜为使。

狼毒，大豆为使，恶麦句姜。

鬼臼，畏衣。

✿ 木药，上部

茯苓，茯神，马间为使，恶白敛，畏牡蒙、地榆、雄黄、秦艽、龟甲。

杜仲，恶蛇蜕、元参。

柏实，牡蛎、桂心、瓜子为使，畏菊花、羊蹄、诸石、面曲。

干漆，半夏为使，畏鸡子。

蔓荆子，恶乌头、石膏。

五加皮，远志为使，畏蛇皮、元参。

蘖木，恶干漆。

辛夷，芎䓖为使，恶五石脂，畏菖蒲、蒲黄、黄连、石膏、黄环。

酸枣仁，恶防己。

槐子，景天为使。

牡荆实，防己为使，恶石膏。

✿ **木药，中部**

厚朴，干姜为使，恶泽泻、寒水石、硝石。

山茱萸，蓼实为使，恶桔梗、防风、防己。

吴茱萸，蓼实为使，恶丹参、消石、白垩，畏紫石英。

秦皮，大戟为使，恶茱萸。

占斯，解狼毒毒。

栀子，解踯躅毒。

秦椒，恶栝楼、防葵，畏雌黄。

桑根白皮，续断、桂心、麻子为使。

木药，下部

黄环，鸢尾为使，恶茯苓、防己。

石南，五加皮为使。

巴豆，芫花为使，恶蘘草，畏大黄、黄连、藜芦，杀斑蝥毒。

栾华，决明为使。

蜀椒，杏仁为使，畏款冬。

溲疏，漏芦为使。

皂荚，柏实为使，恶麦门冬，畏空青、人参、苦参。

雷丸，荔实、厚朴为使，恶葛根。

兽，上部

龙骨，得人参、牛黄，良，畏石膏。

龙角，畏干漆、蜀椒、理石。

牛黄，人参为使，恶龙骨、地黄、龙胆、蜚蠊，畏牛膝。

白胶，得火，良，畏大黄。

阿胶，得火，良，畏大黄。

❧ 兽，中部

犀角，松子为使，恶藋菌、雷丸。

羖羊角，菟丝子为使。

鹿茸，麻勃为使。

鹿角，杜仲为使。

❧ 兽，下部

麋脂，畏大黄。

伏翼，苋实、云实为使。

天鼠屎，恶白敛、白薇。

🌿 虫、鱼，上部

蜜蜡，恶芫花、齐蛤。

蜂子，畏黄芩、芍药、牡蛎。

牡蛎，贝母为使，得甘草、牛膝、远志、蛇床，良，恶麻黄、吴茱萸、辛夷。

桑螵蛸，畏旋复花。

海蛤，蜀漆为使，畏狗胆、甘遂、芫花。

龟甲，恶沙参、蜚蠊。

🌿 虫、鱼，中部

蝟皮，得酒良，畏桔梗、麦门冬。

蜥蜴，恶硫黄、斑蝥、芜荑。

露蜂房，恶干姜、丹参、黄芩、芍药、牡蛎。

蟅虫，畏皂荚、菖蒲。

蛴螬，蜚蠊为使，恶附子。

龟甲，恶矾石。

蟹，杀莨菪毒、漆毒。

蛇鱼甲，蜀漆为使，畏狗胆、甘遂、芫花。

乌贼，鱼骨，恶白敛、白芨。

〰 虫、鱼，下部

蛞蝓，畏羊角、石膏。

蛇蜕，畏磁石及酒。

斑蝥，马刀为使，畏巴豆、丹参、空青，恶肤青。

地胆，恶甘草。

马刀，得水良。

果，上部

大枣，杀乌头毒。

果，下部

杏仁，得火，良，恶黄耆、黄芩、葛根，解锡胡粉毒，畏蘘草。

菜，上部

冬葵子，黄芩为使。

葱实，解藜芦毒。

米，上部

麻黄、麻子，畏牡蛎、白薇，恶茯苓。

米，中部

大豆及黄卷，恶五参、龙胆，得前胡、乌喙、杏仁、牡蛎，良，杀乌头毒。

大麦，蜜为使。

上二百三十一种，有相制使，其余皆无三十四种续添。

【按】当云三十五种。

立冬之日，菊、卷柏先生，时为阳起石、桑螵蛸。凡十物使。主二百草，为之长。

立春之日，木兰、射干先生，为柴胡、半夏使。主头痛，四十五节。

立夏之日，蜚蠊先生，为人参、茯苓使。主腹中，七节，保神守中。

夏至之日，豕首、茱萸先生，为牡蛎、乌喙使。主四肢，三十二节。

立秋之日，白芷、防风先生，为细辛、蜀漆使。

主胸背二十四节。

　　原注：上此五条，出《药对》中，义旨渊深，非俗所究。虽莫可遵用，而是主统之本，故亦载之。